Prof. Dr. Dr. med. Johannes Huber

Die Hormontherapie

Gesundheit
Jugendlichkeit
Schönes Aussehen

Bechtermünz Verlag

Genehmigte Lizenzausgabe für
Weltbild Verlag GmbH, Augsburg 1999

Umschlaggestaltung: Studio Höpfner-Thoma, München
Umschlagmotiv: The Image Bank, München
Gesamtherstellung: Clausen & Bosse, Leck
Printed in Germany
ISBN 3-8289-1824-7

Inhalt

1. Hormone – das Informationssystem unseres Körpers ... 9

2. Funktionen der Hormone – oder: Wie sie unseren Körper in Schwung halten 13

3. Hormonbestimmungen: Wann soll welches Hormon überprüft werden? .. 17
   Die männlichen Hormone (Androgene).... 19
   Das wichtigste Frauenhormon – Östradiol. .. 21
   Auch die Hypophyse bildet Hormone 23
   Das laktotrope Hormon Prolaktin 27

4. Das Spiegelbild der Hormonfunktionen: Die Monatsblutung....... 31
   Körpereigene Morphine.................. 32
   Selbst das Licht beeinflußt unsere Hormone. 34
   Die Menstruationsblutung................ 35

5. Ein weibliches Volksleiden: das prämenstruelle Syndrom (PMS) 39
   Die Beschwerden 40
   Die Ursachen 42
   Die Behandlung 48

6. Verlust der sexuellen Erlebnisfähigkeit (Anorgasmie, Libidoverlust) . 55
Die Ursachen 56
Die Behandlung 59

7. Die Haut und die Hormone 63
Der Mann im weiblichen Körper – männliche Hormone belästigen die Frau 68
Übermäßige Behaarung (Hypertrichose und Hirsutismus) 68
Der Haarausfall (Alopezie) 72
Akne 74

8. Die Migräne 77
Die Beschwerden 77
Die Ursachen 79
Die Behandlung 79

9. Hormone verhindern die Verkalkung der Blutgefässe 87
Hormone und Blutfette 89
Hormone und Blutdruck 92
Hormone und Herzstolpern 93

10. Hormone und die Leiden der weiblichen Harnblase 95
Die östrogenarme Blase 99
Die östrogenarme Scheide 100
Unwillkürlicher Harnabgang: Ursachen und Behandlung 101

11. Die »Pille« kann auch heilen 111
Ovulationshemmer unterdrücken Eierstockentzündungen 113
Ovulationshemmer verhindern Zystenbildung in Brust und Eierstock 115

Die »Pille« verringert Menstruationsbeschwerden ... 116

12. Eine verborgene Erkrankung der Frau: die Endometriose ... 121

13. Der Eierstock wirkt bis ins Gehirn ... 127

14. Hormone ersetzen das Skalpell ... 131
Myome ... 132
Eierstockzysten ... 139
Eileiterschwangerschaft ... 141

15. Hormone und die weibliche Brust ... 143

16. Der Eierstock und das Körpergewicht 147

17. Die Hormontherapie im Klimakterium . 151
Das Prinzip ... 155
Der Hormonmangel schmerzt im Gelenk ... 158
Die Behandlung ... 160
Die Östrogene ... 160
Das Gelbkörperhormon ... 170
Die männlichen Hormone (Androgene) ... 172
Gefahren und Kontraindikationen der Hormonbehandlung ... 175

18. Die weiblichen Hormone und die Lebenszyklen der Frau ... 177

Anhang: ... 189
Hormontherapie beim Mann ... 189

Literaturhinweise ... 197
Register ... 198

1.

Hormone – das Informationssystem unseres Körpers

Sechs Billionen Zellen besitzt der menschliche Körper, jede gleicht einer Fabrik, in der komplizierte chemische Verbindungen erzeugt, aber auch abgebaut werden. Millionen Jahre bevor es unserer Zivilisation glückte, eine elektronisch gesteuerte Kommunikation zu entwikkeln und zu nutzen, bildeten im Laufe der Evolution zunächst pflanzliche, dann tierische Organismen und schließlich der Mensch wundervolle Systeme aus, die dem Informationsaustausch zwischen ihren unzähligen Zellen dienen. Seit Beginn des Lebens auf der Erde arbeiten dabei die mehrzelligen Organismen auf Nummer Sicher: Zwei voneinander mehr oder weniger getrennte Systeme sorgen für den biologischen Informationsfluß, für die Signalübermittlung zwischen Drüsen, Organen und Körperregionen: das Nervensystem und die Hormone.

Beim Nervensystem ist es so, daß die Nervenstränge, die vom Gehirn und vom Rückenmark ausgehen, sich in immer feinere Fasern verzweigen. In Myriaden Verästelungen versorgen sie jeden Kubikmillimeter unseres Körpers. Man kann sie mit einem Telefonnetz vergleichen, das den gesamten Menschen verkabelt, jede Neuigkeit sofort registriert und unverzüglich der im Kopf etablierten Computerzentrale meldet. Umgekehrt eignen sich diese zahllosen, alle Körperteile durchziehenden Fasern, Botschaften vom Gehirn kreuz und quer durch den Körper zu senden, einzelne Organe untereinander zu verbinden und durch neurale Kurzschlüsse unerwartete Leistungen und Reaktionen in Körper und Seele zu bewirken.

Unsichtbar und nur indirekt nachweisbar ist hingegen das zweite Kommunikationsnetz. Ohne sich spezieller anatomischer Strukturen zu bedienen, verbinden und beeinflussen seine Faktoren über große Entfernungen verschiedene Organe und Regionen unseres Körpers. Diese verborgen wirkenden Faktoren sind die Hormone, die mit dem Blut durch unseren Organismus wandern und ihre Botschaft zu unzähligen Stellen hinbringen. Hormone sind Botenstoffe. Neben den Nerven stellen sie das zweite Informationssystem unseres Körpers dar, das nicht nur einen ständigen Informationsfluß, sondern auch die Koordinierung vitaler Leistungen ermöglicht.

Eine menschliche Gemeinschaft ohne Kommunikation ist undenkbar und zu keinen gemeinsamen Leistungen fähig. Ähnlich werden bei einem komplizierten Zellverband wie dem menschlichen Organismus innere und äußere Funktionen entgleisen, wenn die Funkverbindung durch Hormonmangel, -ungleichgewicht oder -fehlregulation gestört ist. Ohne die richtigen Signale der Botenstoffe sterben lebenswichtige Zellen isoliert ab und fügen in der Folge auch dem Gesamtindividuum erhebliche Schäden zu. Für unseren Körper gilt die alte und oft schon bemühte Weisheit: Wissen ist Macht, Wissen, das die Hormone vermitteln, indem sie hundertfach als unsichtbare Boten mit verschiedenen Botschaften für verschiedene Funktionen unseren Körper durcheilen. Versuchen beispielsweise die ältesten Bewohner unserer Erde, die Viren und Bakterien, in unseren Körper einzudringen, so sind es Hormone, die das feindliche Herannahen dieser Keime bemerken und die körpereigene Polizei dorthin dirigieren, wo sich die Eindringlinge versammeln. Hormone schützen auf diese Weise den Menschen zeit seines Lebens vor äußeren biologischen Feinden.

Hormone sind es auch, die Hunger und Durst bewußt werden lassen, die einen Mangel an Wasser in den Geweben entdecken, die registrieren, ob unsere Muskeln noch genug Kraft haben oder frische Energie durch Zufuhr von Nahrung benötigen. Und Hormone schließlich melden der Zentrale im Kopf, wann das Nahrungsbedürfnis befriedigt ist. Diese inneren Reaktionen werden uns als Schwäche, Hunger, Appetit und Sättigungsgefühl bewußt.

Untereinander beeinflussen sich viele Hormone nach dem Prinzip des Regelkreises, wobei der absinkende Wirkspiegel des einen die Ausschüttung des anderen Hormons auslöst und umgekehrt. Diese gegenseitige Regulation ermöglicht z. B., gleichbleibende Wirkspiegel von Hormonen aufrechtzuerhalten. Ähnlich funktioniert ein Thermostat.

Entwicklungsgeschichtlich sind die Hormone uralt. Ihre molekulare Struktur ist mehr oder weniger kompliziert. Manche Botenstoffe, die es bereits bei den ersten Kleinstlebewesen gab, haben ihre Struktur bis in unsere Zeit unverändert bewahrt. Wir kennen ferner mehrere hundert Millionen Jahre alte Hormone, über die schon die Wale und die Haifische verfügten und die in der gleichen Konfiguration auch beim Menschen aktiv sind. Hormone besitzen also eine lange Geschichte;

vielleicht wird man eines Tages auch eine Evolutionsgeschichte dieser Regulationsstoffe schreiben.

»Alles fließt« – dieser von dem altgriechischen Philosophen HERAKLIT formulierte Grundsatz gilt auch und besonders für die ewige Bewegung in der Natur. Neue Organismen und neue Formen gingen aus alten hervor. Auch die Hormone folgten dieser Regel. Bisweilen läßt sich die Evolution eines solchen Boten aus seiner Urform rekonstruieren. Manchmal brachen Hormone auseinander, und aus den zahlreichen Fragmenten bildeten sich neue, kleinere Wirkstoffe, die zu anderen Botengängen gebraucht wurden. Die Vielfalt der Pflanzen und Tiere läßt sich ihrer Abstammung entsprechend in Gruppen und in Familien einteilen. Genauso unterscheidet man auch bei den Hormonen Großfamilien, aus denen sich die einzelnen Hormone ableiten, zum Beispiel die glandulären Hormone, die in endokrinen Organen (Hypophyse, Hoden, Ovar, Nebenniere u. a.) gebildet werden.

Hormone sind also keineswegs unbedeutende Stoffe, die zufällig im Körper herumschwirren. Vielmehr ermöglichen sie die Kommunikation zwischen Billionen von Zellen. Sie haben sich mit den Lebewesen entwikkelt; je komplizierter ein Zellverband ist, um so differenzierter ist auch sein Informationsnetz.

Wenden wir uns nun dem Sexualhormon zu.

2.

Funktionen der Hormone – oder: Wie sie unseren Körper in Schwung halten

Langsam verbreitet sich eine Erkenntnis unter den Gynäkologen: Die Eierstöcke (oder Ovarien) der Frau dienen nicht nur der Reproduktion, also dem Schwangerwerden und dem Kindergebären, sondern sie sind darüber hinaus eine Hormonfabrik besonderer Art, die das Wohlergehen, die Gesundheit und letzten Endes auch das jugendliche Aussehen einer Frau unterstützt. Wenn es für sie überhaupt einen Jungbrunnen gibt, so sind es neben dem gesunden Lebensstil die Eierstöcke und ihre Hormone. Der Beweis dafür ist einfach erbracht. Werden die Eierstöcke frühzeitig entfernt oder beenden sie aus irgendwelchen Gründen ihre Aktivität, dann bedeutet dies für die betroffene Frau eine Zäsur: ein neuer Lebensabschnitt beginnt, nämlich das Alter. Schon den alten Griechen, die noch nichts von Eierstockhormonen und ihren Wirkungen wußten, war diese biologische Grenzmarke bekannt: Den Schritt zur zweiten Lebenshälfte bezeichneten sie mit »Klimax«, was soviel wie »Stufe« bedeutet, die Stufe zum Alter, hervorgerufen durch funktionell erschöpfte Eierstöcke. Die natürliche Übergangsphase heißt daher auch »Klimakterium«. Krankheitsbedingt können die Ovarien bereits bei jungen Frauen ihre Funktion einstellen. Die nachteiligen Folgen sind dann noch schlimmer, als wenn die weiblichste der endokrinen Drüsen ihren Geist in einem fortgeschrittenen Lebensabschnitt aufgibt. Die Ovarien bleiben nicht nur für eine Schwangerschaft wichtig, sie senden ihre Signale bis in die äußerste Peripherie des Körpers und regenerieren das größte Organ des Menschen: Frische und Schönheit der Haut werden von den Hormonen der weiblichen Keimdrüsen gesteuert.

Da die in den Ovarien gebildeten Wirkstoffe (Östrogene) über das Blut im gesamten Körper zirkulieren, erreichen sie natürlich auch das Gehirn und beeinflussen hier vor allem die Hirnanhangsdrüse (Hypophyse). Die Östrogene wirken aber auch auf Gehirnzentren ein, die unsere psychische Verfassung – Freude, Dynamik, Gereiztheit, Antriebslosigkeit, Depression – modulieren.

Die Geschlechtshormone der Frau zählen zu den alten Botenstoffen des Menschen und erfüllen in ursprünglicher und auch in veränderter Form wichtige physiologische Aufgaben, von denen man gar nicht vermutet, daß sie mit den Sexualdrüsen der Frau etwas zu tun hätten. Ovarialhormone sind beispielsweise an der Regulierung des Körpergewichts beteiligt. Sie beeinflussen die Nierenfunktion und können eine Flüssigkeitsansammlung im Gewebe bedingen. Auch die Proportionen des menschlichen Körpers sind von Hormonwirkungen abhängig. So ist etwa der Verlust schöner weiblicher Konturen auch auf hormonelle Veränderungen zurückzuführen.

Mit ihren Produkten, den Ovarialhormonen, senden die kleinen Eierstöcke Informationen an Organe, die viel größer sind als sie selbst: Neben den Nieren, dem Gehirn, der Haut und dem Fettgewebe empfangen auch die weiblichen Brüste ihre Signale von den Ovarien. Viele Frauen spüren sehr deutlich, wie die Brüste auf das Zyklusgeschehen reagieren: An manchen Tagen, besonders vor der Periode, empfinden sie ein mitunter schmerzhaftes Spannungsgefühl in den Brüsten. Gelegentlich kann aus den Brustwarzen sogar Flüssigkeit austreten, ein Befund, der medizinisch geklärt werden muß. Stets sind an diesen Reaktionen Hormone mitbeteiligt.

Wenn während der Pubertät bei den Knaben der Stimmbruch einsetzt und langsam der Bart zu wachsen beginnt, wissen auch medizinische Laien, daß dies hormonell bedingt ist. Das biologisch aktivste männliche Hormon (oder Androgen) ist das Testosteron. Es wird zu neunzig Prozent in den Hoden, zu zehn Prozent in der Nebennierenrinde gebildet. Die Regulation der männlichen Keimdrüsenhormone geschieht über Rückkoppelungsmechanismen zwischen Hypothalamus, Hypophyse, Hoden und Nebennieren.

Bei Mädchen sind es ebenfalls Sexualhormone, die veranlassen, daß sich weibliche Körperformen und Behaarung entwickeln. Mann und Frau bilden in geringerem Umfang auch Hormone des jeweils anderen Geschlechts. Produziert eine Frau zuviel männliche Hormone, so beginnen überall dort an ihrem Körper Haare zu sprießen, wo man dies eigentlich nur vom Mann gewohnt ist: am Kinn, zwischen den Brüsten, am Rücken, um den Nabel, an den Oberschenkeln. Zwar sind die Haarwurzeln qualitativ und quantitativ genetisch festgelegt, ihre Aktivität wird jedoch hormonell gesteuert.

Mit den Hormonen verhält es sich so wie mit den Ovarien: Lange Zeit waren sie weit unterschätzt, weil man nicht wußte, wie sie wirken. Inzwischen wurden

Struktur, Stoffwechsel und Funktionen zahlreicher Hormone erforscht und Methoden entwickelt, um die Konzentration von Hormonen im Organismus sehr exakt zu bestimmen. Um die Bestimmung von Sexualhormonen bei der Frau geht es im folgenden Kapitel.

3.

Hormonbestimmungen: Wann soll welches Hormon überprüft werden?

Über hundert Hormone vermag der menschliche Körper zu bilden, unterschiedlichen Sendefrequenzen vergleichbar, mit denen die Organe untereinander drahtlos kommunizieren. Die Verdauung, der Schlaf, die Körpertemperatur, der Blutdruck, die Immunabwehr und der Flüssigkeitshaushalt werden ebenso hormonell überwacht und reguliert wie jene physischen Qualitäten, die Schönheit und Jugend hervorbringen und bewahren. Die Silhouette und Geschmeidigkeit des weiblichen Körpers, die frische, gut durchblutete Haut, das volle Haar, der elastische Gang und die weibliche Psyche werden ganz wesentlich von den Hormonen beeinflußt, die das Ovar produziert und bereitstellt. Es sind drei Gruppen hormoneller Kommunikatoren, die in den zwei pflaumengroßen, beidseits der Gebärmutter und etwas oberhalb der Leistengegend gelegenen Drüsen hergestellt werden: die Östrogene, das Gelbkörperhormon (Gestagene) sowie geringe Mengen männlicher Hormone (Androgene).

Diese drei Hormongruppen zirkulieren ständig im weiblichen Körper. Da sie zu ihrer Synthese Cholesterin als Grundstoff benötigen, halten sie die Blutfette in Schach und mindern das Risiko von Thrombosen und Infarkten. Sie schützen das Skelett vor Entmineralisierung (Osteoporose). Östrogene, Gestagene und Androgene beeinflussen Haut, Haare und Nägel und sogar die Benetzung der Augen mit Tränenflüssigkeit, nicht zu reden von der Scheidenschleimhaut, die nur funktionsfähig bleibt, wenn genügend Östrogen vorhanden ist.

Die drei Hormongruppen wirken im verborgenen. Ihre Präsenz signalisieren sie deutlich erkennbar nur an einem einzigen Organ, nämlich an der Gebärmutter. Die Gebärmutterschleimhaut reagiert äußerst sensibel, vor allem aber sichtbar auf die Signale des Eierstocks. Jeden Monat wird sie neu aufgebaut, ändert während des Eisprungs ihre Architektur, baut sich durch die Wirkung des Gelbkörperhormons vollkommen um und wird durchschnittlich nach 28 Tagen, ebenfalls dem Kommando der Ovarien folgend, aus dem Körper eliminiert. Auf diese Weise symbolisiert die Menstruation das Wirken der Sexualhormone. Gleichzeitig verfügt die Frau damit über einen ziemlich verläßlichen Indikator, der ihr anzeigt, ob die Hormonsituation normal oder gestört ist. Tritt die monatliche Blutung mit großer Regelmäßigkeit ein, so kann man mit Recht eine schwere Dissonanz im hormonalen Konzert ausschließen. Zwar gibt es eine Reihe von Leiden, die trotz regelmäßiger Blutung auftreten und die auf eine Hormonbehandlung ebenfalls ansprechen. Bisweilen werden auch bei Frauen mit regelmäßigen Menstruationen Hormonstörungen nachgewiesen, meist findet man sie allerdings dort, wo die Blutung nach Belieben kommt und geht bzw. über mehrere Monate völlig ausbleibt.

Was kann man von einem Hormonstatus erwarten? Welche Störungen lassen sich damit nachweisen? Wann ist es sinnvoll, den Hormonspiegel zu bestimmen? Mit diesen Fragen werden wir uns auf den nächsten Seiten beschäftigen.

Die männlichen Hormone (Androgene)

Die Keimdrüsen der Frau bilden nicht nur weibliche, sondern auch männliche Hormone, die zu bestimmen sich mitunter lohnt. Unreine Haut, Akne, übermäßige Körperbehaarung (Hypertrichose und Hirsutismus) oder gar der Verlust des Kopfhaares (Alopezie) signalisieren nicht selten einen Überschuß an männlichen Hormonen, die im Eierstock und in der Nebennierenrinde gebildet werden. Auch übergewichtige Mädchen und Frauen weisen mitunter erhöhte Konzentrationen von männlichen Hormonen auf. Hautprobleme können, müssen aber nicht im Rahmen einer Hormonstörung entstehen. Die Bestimmung der Androgene im Blut erlaubt allerdings zu beurteilen, ob die Akne oder der Verlust des Kopfhaares durch Mißtöne im hormonalen Konzert hervorgerufen ist oder ob die Ursachen anderswo liegen. Vier männliche Hormone können im Blut nachgewiesen werden; zwei von ihnen stellen überwiegend die Ovarien, zwei die Nebennierenrinde her. Bei der Frau werden Testosteron, das wichtigste Hormon des Mannes, und Androstendion, ein Testosteronmetabolit, ebenfalls zu einem guten Teil in den Ovarien gebildet. Das Dehydroepiandrosteronsulfat sowie das 17-Hydroxyprogesteron, beides unaussprechliche Substanzen, entstammen zum größten Teil dem Gewebe der Nebennierenrinde.

Die Bestimmung dieser männlichen Hormone gibt

nicht nur exakte Hinweise über den Ursprung und die Entstehung dermatologischer Probleme, sie führt in seltenen Fällen auch zur Diagnose von Gewebewucherungen, die am Eierstock oder in der Nebennierenrinde eine exzessive Produktion männlicher Hormone bewirken. Auf entsprechende Störungen kann man oft schon schließen, wenn bei einer Patientin eine überwältigende Behaarung mit dem völligen Ausbleiben der Menstruationsblutung einhergeht. Eine derartige Symptomatik wird der Arzt immer durch einen Hormonstatus diagnostisch abklären.

Wichtige männliche Hormone

Normalwerte bei geschlechtsreifen Frauen:

Testosteron	0,1 –1,0 ng/ml
Androstendion	1,2 –4,2 ng/ml
Dehydroepiandrosteron	0,35–4,3 mcg %
17-Hydroxyprogesteron:	
Follikuläre Phase	0,1 –2,9 ng/ml
Lutealphase	ca. das Zehnfache

Bestimmung sinnvoll bei folgenden Symptomen (evtl. Werte erhöht):

- Unregelmäßige oder fehlende Monatsblutung
- Akne
- Starke Körperbehaarung
- Ausfall des Kopfhaares.

Das wichtigste Frauenhormon – Östradiol

Den wichtigsten Part im Orchester der weiblichen Hormone spielt das Östradiol, das biologisch aktivste Östrogen im Körper der Frau. Bleibt die Menstruationsblutung aus, muß geklärt werden, ob die Ovarien ausreichende Mengen Östradiol bilden.

Die Bedeutung dieses Hormons erkennt man an seinem Fehlen: Sinkt der Östradiolspiegel trotz aller Fluktuation unter die Grenze von 30 Pikogramm pro Milliliter Blutserum ab, so bekommt das die Frau oft sehr schmerzlich zu spüren: Es sind nicht nur Probleme mit der Menstruation, die sie beunruhigen, sie fühlt sich vollständig anders im Vergleich zu früheren Tagen. Eine Änderung im Lebensgefühl tritt ein, die mitunter schwer zu verbalisieren ist; die Begriffe, die man dafür bemüht, werden der tatsächlichen Befindlichkeit oft gar nicht gerecht. Die betroffenen Frauen bekunden oft Angst, »den Dingen nicht mehr gewachsen zu sein«, »jene Pflichten, denen man nachkommen muß, nicht mehr zu schaffen«.

Depressionen, Müdigkeit und Lustlosigkeit, oft verbunden mit Gelenkschmerzen und einer trockenen Haut, sind weitere diskrete, für die Frau jedoch sehr belastende Symptome eines schweren Östrogenmangels.

Auch das Cholesterin signalisiert mitunter einen Östrogenmangel: Frauen, die ihren Lebensstil nicht veränderten, die Diät halten und glaubhaft fettreiche Nahrung meiden, erfahren bei einer ärztlichen Untersuchung aus heiterem Himmel, daß ihr Cholesterinspiegel deutlich erhöht ist. Alle diätetischen Bemühungen, ihn zu reduzieren, bleiben erfolglos, ja selbst die beliebten Lipidsenker sind mitunter wirkungslos.

Obwohl die genannten Beschwerden vorzugsweise im fünften Lebensjahrzehnt auftreten, jenem Alter, in dem das Ovar allmählich seine Aktivität immer mehr reduziert, kann es schon in jüngeren Jahren zu einem Östrogenmangel kommen. Dann erst recht muß der Östradiolspiegel bestimmt und durch die Analyse der Hypophysenhormone FSH (= follikelstimulierendes Hormon) und LH (= luteinisierendes Hormon) ergänzt werden.

Nun ist das Östradiol aber ein Wirkstoff, dessen Konzentration zyklischen Schwankungen unterliegt und das damit einer biologischen Dynamik gehorcht. Eine einzelne Blutentnahme ist folglich wenig aussagefähig, sondern nur ein Momentbild, das mit Vorbehalt interpretiert werden muß. Während der Menstruation erreicht das Östradiol im weiblichen Körper seine niedrigste Konzentration. Danach steigt es Tag für Tag allmählich an und erreicht während der fruchtbaren Tage Spitzenwerte von über 150 Pikogramm pro Milliliter Blutserum.

Unmittelbar nach dem Eisprung fällt der Östradiolspiegel ziemlich steil ab, um in der Gelbkörperphase, ungefähr am 21. Zyklustag, wieder zuzunehmen, ohne allerdings das hohe Niveau des Ovulationszeitpunktes erneut zu erreichen. Diese natürlichen Bewegungen des Östradiols muß man berücksichtigen, wenn man sich anschickt, dieses Hormon zu bestimmen und zu beurteilen.

Während keiner Phase des weiblichen Zyklus soll das Östradiol unter den Erfahrungswert von 30 Pikogramm pro Milliliter Blutserum abfallen. Findet sich bei wiederholten Hormonuntersuchungen ein derart niedriger Wert, so bestätigt dies den Verdacht eines Östrogenmangelzustandes. Eine Bestimmung der hypophysären Gonadotropine FSH und LH kann diese Diagnose erhärten.

Östradiol

Normalwerte:

vor dem Eisprung:	50–150 pg/ml
um den Eisprung:	150–300 pg/ml
nach dem Eisprung:	50–100 pg/ml

Erniedrigtes Östradiol (unter 30 pg/ml) bedeutet:
Eierstock ist erschöpft
Risiken: Osteoporose, Cholesterinanstieg u. a.
Erhöhtes Östradiol (über 300 pg/ml) bedeutet:
Organismus bildet oder erhält zuviel Östrogene.
Risiko: Wassereinlagerung.

Auch die Hypophyse bildet Hormone

Eine enge Zusammenarbeit besteht zwischen den Eierstöcken und der Hirnanhangsdrüse. Diese bildet die keimdrüsenstimulierenden (= gonadotropen) Hormone LH (= luteinisierendes Hormon) und FSH (= follikelstimulierendes Hormon). In definierten zeitlichen Intervallen treffen die Spitzenwerte beider Hormone am Eierstock ein: Während der ersten Zyklusphase vor dem Eisprung stündlich, während der

Gelbkörperphase nur drei- bis viermal am Tag. Die Gonadotropine halten die weiblichen Keimdrüsen in Schwung, sie steuern das Heranreifen eines Eibläschens und schließlich auch die Freisetzung der befruchtungsfähigen Eizelle (Eisprung).

Gonadotropine und Östrogene beeinflussen sich gegenseitig; ermüdet das Ovar kurzzeitig und schüttet es zu kleine Hormonmengen aus, so reagiert die Hirnanhangsdrüse auf diesen Mangel, indem sie mehr Gonadotropine ausschüttet, um das Ovar wieder zu aktivieren.

Oft kommt dadurch tatsächlich die Östrogenbildung wieder in Gang, mitunter kollabieren allerdings die Ovarien infolge der Überstimulierung. Die Hirnanhangsdrüse verhält sich dann wie ein Kutscher auf lahmen Pferden: Je langsamer sich diese bewegen, um so wilder schlägt der Kutscher auf sie ein. Auf die Hirnanhangsdrüse übertragen, bedeutet dies: Je weniger die Eierstöcke arbeiten, um so mehr Gonadotropine produziert die Hirnanhangsdrüse in dem Bemühen, dadurch die Östrogenbildung doch noch anzukurbeln. Leider ist dies oft vergebens.

Allerdings eignet sich damit die Bestimmung der Gonadotropine auch, um die ovarielle Aktivität zu beurteilen: Ist der Eierstock erschöpft, so sind die Gonadotropine erhöht.

Ein Defizit an Östrogenen ist für die Frau katastrophal, besonders wenn es in jungen Jahren auftritt. Aber auch im Klimakterium kann es zahlreiche – zum Teil schon genannte – Beschwerden verursachen, die man beseitigen soll. Östrogenmangelsymptome sind bei den betroffenen Frauen unterschiedlich ausgeprägt.

Bisweilen sind die Patientinnen unsicher, ob jene

Veränderungen, die sie am eigenen Körper bemerken, schon das Klimakterium und damit einen Östrogenmangel ankündigen oder nicht. Zu diesen Zweifeln kommt eine Frage, die viele Frauen bewegt: Ist es notwendig, eine Empfängnisverhütung zu praktizieren, oder ist die Aktivität des Eierstocks bereits so reduziert, daß keine Schwangerschaft mehr auftreten kann? Eine Bestimmung der Gonadotropine kann diese Frage beantworten.

Ist das follikelstimulierende Hormon erhöht und das Östradiol erniedrigt, so wird eine Östrogenmangelsituation wahrscheinlich. Wenn darüber hinaus auch noch die Blutung für ein halbes Jahr ausbleibt, wird die betreffende Frau – nach menschlichem Ermessen – nicht mehr schwanger werden.

Hormone der Hirnanhangsdrüse

Normwerte:

Luteinisierendes Hormon (LH)	Follikelstimulierendes Hormon (FSH)
Während des geschlechtsreifen Zyklus:	
1,5–20 mU/ml	3 – 8 mU/ml
Während des Eisprungs:	
17–80 mU/ml	4 – 18 mU/ml
In der Menopause:	
20–95 mU/ml	19–130 mU/ml

Bestimmung sinnvoll: Nachweis, ob Menopause bereits eingetreten ist.

Während des Eisprungs, aber auch nach der Menopause sind die Hormone der Hirnanhangsdrüse erhöht.

Bei hohen Gonadotropin-Werten hilft der Östradiolspiegel weiter:
Östradiolspiegel gleichzeitig hoch (über 150 pg/ml): Ovulationsphase
Östradiolspiegel gleichzeitig niedrig (unter 30 pg/ml): Menopause.

Das laktotrope Hormon Prolaktin

Bleibt die Blutung aus oder wird sie unregelmäßig, so kann der Blutspiegel des Hormons Prolaktin Hinweise auf die Ursache dieser Störung geben. Prolaktin wird nicht in den Eierstöcken, sondern in der Hirnanhangsdrüse gebildet und kommuniziert eng mit den weiblichen Keimdrüsen. Klagt eine Frau neben unregelmäßigen Blutungen über Kopfschmerzen oder gar Sehstörungen, so ist die Analyse dieses chemischen Boten unbedingt notwendig. Ein ganz verläßlicher Hinweis, daß Störungen in dieser Richtung vorliegen, sind die »laktierenden Mammae«: Obwohl keine Schwangerschaft besteht, entleert sich auf Druck ein wäßriges, bisweilen auch milchiges Sekret aus den Brustdrüsen. Wenn eine Frau dies bei sich beobachtet und gleichzeitig Probleme mit ihrer Regelblutung hat, ist sie gut beraten, den Gynäkologen aufzusuchen, der eine Bestimmung des Prolaktins veranlassen wird.

Auch Prolaktin ist ein phylogenetisch altes Hormon; man findet es bei den Vögeln und bei Reptilien genauso wie bei den Walen und Haifischen. Bei den Riesenfischen erfüllte und erfüllt es seit Jahrmillionen die wichtige Aufgabe, die Blutmenge und den Wassergehalt zu regulieren. Im Laufe der Evolution hat sich die Bedeutung des Wirkstoffes etwas gewandelt. Zwar blieb er biochemisch weitgehend unverändert, übernahm aber andere Aufgaben. Schon bei den Vögeln, später in zunehmendem Maße auch bei den Säugetieren wurde das Hormon für die Reproduktion zuständig. Beim Menschen ist Prolaktin das wichtigste Hormon der Stillperiode.

Prolaktin veranlaßt die weiblichen Brüste, Milch zu

bilden. Dadurch ist die Ernährung des Säuglings sichergestellt. Da das Hormon die Reifung und Ausstoßung der Eizelle verhindert, unterdrückt es auch die Menstruationsblutung und wirkt dadurch empfängnisverhütend. Allerdings sollte eine stillende Frau sich nicht auf diesen Effekt allein verlassen, sondern vorsorglich mechanische Verhütungsmittel benutzen.

Eine kleine Fehlprogrammierung im komplizierten Netzwerk der Hormone bewirkt, daß bei einer nicht schwangeren, nicht stillenden Frau die Prolaktinausschüttung im Gehirn zunimmt und fälschlicherweise die gleichen Symptome hervorruft, die nach der Geburt üblich sind: Absonderung von Sekret aus den Brüsten und Ausbleiben der Regel.

Nun wäre das gar nicht so schlimm und würde die Gesundheit der Frau im großen und ganzen unberührt lassen, wenn diese hormonelle Fehlsteuerung nicht auch schwerwiegende andere Symptome erzeugen würde: Die Größe der Hirnanhangsdrüse, die das Prolaktin sezerniert, nimmt aus noch unbekannten Gründen zu, was in dem begrenzten Raum des Schädels Probleme hervorruft. Wird die Hirnanhangsdrüse dabei zu voluminös, drückt sie auf die benachbarten Areale, vor allem auf die Sehnerven, die sich oberhalb dieser Kopfdrüse kreuzen und zu den Augen hinziehen.

Die empfindliche Sehnervenkreuzung erträgt den Druck von der Hypophyse nur eine Zeitlang; bald wird die Funktion der Sehnerven beeinträchtigt, die Sehleistung nimmt ab, vor allem aber verengt sich das Gesichtsfeld. Gleichzeitig signalisieren Kopfschmerzen, daß irgend etwas im Schädel nicht stimmt.

Aus dem Prolaktinspiegel kann man zwar auf die Größe der Hirnanhangsdrüse schließen, doch muß diese im Verdachtsfall durch spezielle bildgebende Verfahren dargestellt werden. Auch wenn die Größe der Hirnanhangsdrüse normal ist, bleibt die Kenntnis des Prolaktinspiegels interessant. Dieses Hormon unterdrückt im Ovar nämlich nicht nur die monatliche Reifung der zur Befruchtung bestimmten Eizelle, sondern auch die Bildung von Östrogenen. Diese Östrogene sind es nun wieder, die das Cholesterin in Schach halten, die Knochensubstanz schützen und dafür sorgen, daß die Haut besser durchblutet wird – um nur einige ihrer Aufgaben zu nennen. Leidet eine Frau bereits in jungen Jahren infolge eines überhöhten Prolaktinspiegels an einem Östrogenmangel, dann altert sie früher. Schon aus dieser Überlegung ist eine Korrektur zu empfehlen.

Das laktotrope Hormon Prolaktin

Normbereich 2,8 – 18,4 ng/ml
Bestimmung sinnvoll bei:
(Prolaktin möglicherweise erhöht)

- Sekretion aus den Brustdrüsen
- Sehstörungen, Kopfschmerzen
- unregelmäßiger oder ausbleibender Monatsblutung

Weitere notwendige Untersuchungen:

- bei mäßigem Überschuß (ungefähr bis 50 ng/ml) Schilddrüsenabklärung
- bei starkem Überschuß (ungefähr über 50 ng/ml) Computertomographie der Hirnanhangsdrüse.

4.

Das Spiegelbild der Hormonfunktionen: die Monatsblutung

In der regelmäßigen Menstruationsblutung besitzt die Frau einen feinen Indikator, der ihr erlaubt, die eigene hormonelle Situation zu beurteilen. Macht die Menstruationsblutung Beschwerden, wird sie unregelmäßig oder bleibt sie überhaupt aus, so liegt der Verdacht einer Hormonstörung nahe.

Ein Überschuß an männlichen Hormonen, ein Defizit an weiblichen, ein Überfluten des Stillhormons Prolaktin sowie der ebenfalls in der Hirnanhangsdrüse gebildeten Gonadotropine können den Zyklus verschieben oder überhaupt zusammenbrechen lassen. Die Bestimmung dieser Hormone ist vor allem dann geboten und diagnostisch wertvoll, wenn Unregelmäßigkeiten in der weiblichen Periode auf Hormonstörungen hinweisen. Andererseits geschieht es nicht selten, daß die Laboruntersuchung normale Relationen und Konzentrationen der genannten Hormone ergibt und die Frau trotzdem über Beschwerden klagt, die hormonell ausgelöst sind. Die Erklärung dafür ist einfach: Das zur Zeit verfügbare diagnostische Instrumentarium ist noch so grob, daß nicht alle Hormonstörungen erkannt werden können. Vor allem die kleinen und kurzkettigen Botenstoffe, die im menschlichen Gehirn gebildet werden und sehr rasch zerfallen, entziehen sich einem

Nachweis. Trotzdem beeinflussen sie die Ovarien und die darin erzeugten Wirkstoffe. Ein normaler Hormonbefund bedeutet deshalb nicht unbedingt, daß eine Frau hormonell gesund ist; denn zahlreiche Hormonstörungen sind klinisch nicht faßbar. Andererseits kann dies eine Hormonbehandlung auch dort rechtfertigen, wo trotz eines normalen Befundes die objektiven und subjektiven Symptome einer Patientin erfahrungsgemäß auf therapeutische Gaben von Hormonen gut ansprechen.

Körpereigene Morphine

Zu den im Gehirn gebildeten Stoffen, die den Zyklus und die Periodizität der Menstruationsblutung beeinflussen, zählen die Endorphine oder körpereigenen Morphine. Dieses Hormon ist ebenfalls phylogenetisch sehr alt und hat im Laufe der Evolution eine wichtige Aufgabe erfüllt: In Augenblicken der Bedrohung, der Kälte, der Hungersnot, wenn also die Existenz eines Individuums gefährdet ist, setzt das Gehirn ein morphiumähnliches Hormon frei, das blitzschnell in den Körper schießt und in allen Drüsen und Organen Großalarm auslöst. Der gesamte Organismus wird dadurch sensibilisiert und aufgefordert, sein Bestes zu geben, um der gefährlichen Situation zu begegnen. Das Nebennierenmark schüttet vermehrt das Streßhormon Adrenalin aus, dadurch steigt der Blutdruck, das Blutvolumen lagert sich um, bestimmte Gerinnungsfaktoren halten sich für den Fall einer Verletzung bereit.

Die körpereigenen Morphine haben noch eine besondere Eigenschaft, der sie ihren Namen verdanken: Sie erhöhen die Schmerzschwelle und verzögern die Schmerzwahrnehmung. Kriegsverletzte berichten übereinstimmend, daß in den Sekunden körperlicher Traumatisierung der physische Schmerz reduziert war; man schreibt dies oft dem Schock zu. In Wirklichkeit sind es die Endorphine, die die Schmerzen verringern und damit einer Schocksituation vorzubeugen helfen.

Endorphine beeinflussen auch die Keimzellen des Menschen, stellen sie ruhig und erfüllen so einen evolutionär sinnvollen Auftrag: In Situationen der Not und der Gefährdung der Mutter ist es biologisch sinnlos, Junge in die Welt zu setzen, da diese sofort Opfer der feindlichen Umwelt würden. Wenn ein Muttertier registriert, daß Gefahr im Verzug ist, schaltet es die Eierstockfunktion kurzzeitig ab. Dieser Mechanismus hat sich in der Geschichte des Lebens derartig bewährt, daß er auch beim Homo sapiens erhalten geblieben ist. Die Endorphinausschüttung erfolgt instinktiv, unter Umgehung des Großhirns und unabhängig davon, ob die Belastung vom Menschen gewollt ist und keine Gefährdung seiner Integrität bedeutet oder ob sie tatsächlich eine von außen kommende Bedrohung seiner Existenz darstellt. Hungerperioden, schwere körperliche Anstrengung, auch Streß setzt der menschliche Instinkt mit Gefahr gleich, auf die er mit einer spontanen Ausschüttung körpereigener Morphine reagiert. Demnach werden Endorphine auch frei, wenn eine Frau im Rahmen einer Gewichtsreduktion tagelang die Nahrungszufuhr verringert, wenn sie sich intensiv einer Sportart widmet oder wenn sie von einem Termin zum anderen hetzt und dadurch permanentem Streß ausgesetzt ist. Junge Mädchen neigen bisweilen dazu, ihr Körpergewicht extrem zu verringern. Dies hat Menstruationsstörungen zur Folge, die ebenfalls durch körpereigene Morphine bedingt sind. Massive Gewichtsabnahme, Konflikte im Beruf oder im Privatleben, aber auch Leistungssport können Zyklusstörungen hervorrufen und das Gleichgewicht der Hormone stören. Bekanntlich kann zum Beispiel intensives Joggen dazu führen, daß die monatliche Regel aussetzt. Dieses Phänomen ist als »Joggingamenorrhö« in die medizinische Literatur eingegangen.

Selbst das Licht beeinflußt unsere Hormone

Das Licht scheint ebenfalls den Haushalt der Sexualhormone zu beeinflussen. Außer der Hirnanhangsdrüse befindet sich im Kopf noch ein weiteres innersekretorisches Organ, die Epiphyse (oder Zirbeldrüse), in der das Hormon Melatonin gebildet wird. Über feinste Nervenfasern ist die Epiphyse mit dem Sehorgan verbunden und produziert ihr Hormon entsprechend den Lichtverhältnissen, die von den Augen registriert werden. Während der Dunkelheit ist die Zirbeldrüse hochaktiv und gibt große Mengen von Melatonin in die Blutbahn ab. Wird es allerdings hell, so bremst die Epiphyse ihre Aktivität, und folglich nimmt die Melatoninsekretion ab. Ähnlich wie die Endorphine gehört auch das Melatonin zu den Hemmstoffen, welche die Keimdrüsenfunktion dämpfen. Folglich ist in der Nacht ebenso wie im Winter der Melatoninspiegel erhöht und die Keimdrüsenaktivität dadurch verringert. Diese Ökonomie der Natur bewahrt zum Beispiel die in unseren

Breiten heimischen Tiere davor, in der lichtarmen, kalten Jahreszeit, wo bekanntlich das Futter knapp ist, Nachwuchs zu bekommen.

Inwieweit das Melatonin an der Entstehung von Zyklusstörungen beteiligt ist, wird zur Zeit noch diskutiert. Es scheint allerdings erwiesen, daß Melatonin über eine Hemmung der Hypophysenfunktion die Eierstöcke bremst. Interessant ist eine Beobachtung aus dem angelsächsischen Raum: Frauen, die unter Neonlicht arbeiten und während des ganzen Tages das natürliche Sonnenlicht entbehren, leiden häufig unter Zyklusstörungen, meist fehlt auch der mittelzyklische Eisprung. Das Melatonin ist bei diesen Frauen deutlich erhöht; anscheinend interpretiert das menschliche Auge Neonlicht nicht als wirkliches Licht, sondern als Dunkelheit, was zu einer hohen Ausschüttung von Melatonin führt. Dadurch werden die Ovarien blockiert.

Wahrscheinlich gibt es noch eine ganze Reihe derartiger im Gehirn gebildeter Stoffe, die an der Regulation der Keimdrüsenhormone mitwirken. Sie zu entschlüsseln wird gewiß erst im Laufe der Zeit gelingen.

Die Menstruationsblutung

Ein normaler weiblicher Menstruationszyklus ist für zahlreiche Störungen anfällig: Manche Frauen klagen vor allem darüber, daß die Blutung nicht pünktlich beginnt, sondern bereits Tage vorher eine leichte Schmierblutung einsetzt. Verantwortlich dafür ist meist ein zu rasches Absinken des Gelbkörperhormons, das die zweite Zyklushälfte dominiert. Dementsprechend ist auch die Behandlung sehr einfach: Während dieser

Tage der Vorblutung führt man das fehlende Gelbkörperhormon zu.

Ähnliches gilt für das »Nachbluten«, das manche Patientinnen nach Beendigung der eigentlichen Menstruation belästigt. Bei den Betroffenen ist die Periode nicht nach fünf Tagen beendet, sondern dauert fast zur Zyklusmitte an. Hier fehlt das Leithormon der ersten Zyklushälfte, das Östradiol, das man ebenfalls leicht ergänzen kann; damit werden die Nachblutungen verhindert.

Treten während eines regelmäßigen Menstruationszyklus stets in der Mitte, zur Zeit des Eisprungs, leichte Blutungen auf, so wird dies mit einem steilen postovulatorischen (= nach dem Eisprung stattfindenden) Abfall des Östradiols erklärt. Die Therapie besteht darin, Luteinisierungshormon zu injizieren – jenes Hormon, das den Eisprung auslöst.

Auch zu starke Blutungen können hormonell bedingt sein. Unter normalen Verhältnissen verliert eine Frau 40 bis 60 Milliliter Blut pro Menstruation. Übersteigt der Blutverlust jedoch die 80-Milliliter-Grenze, kann dies mit der Zeit zu einer Eisenmangelanämie führen. Eine Unterstützung der Blutgerinnselbildung in der Gebärmutter schafft Abhilfe.

Verletzt sich ein Mensch an der Haut, so bildet sich innerhalb von Minuten eine Kruste. Die Blutung kommt dadurch zum Stillstand. Träfe dies für die Gebärmutter zu, so müßte auch die Menstruation nach kurzer Zeit aufhören und dürfte sich auf keinen Fall über Tage hinziehen. Daß dies dennoch so ist, beruht auf besonderen Substanzen, die in hoher Menge in der Gebärmutterschleimhaut vorkommen und die Bildung einer Kruste verhindern.

Bei einem Überschuß dieser Wirkstoffe nehmen Stärke und Dauer der Menstruation zu. Deswegen muß die Konzentration dieser blutgerinnselauflösenden Stoffe normalisiert werden, was mit der Tranexamsäure gelingt.

Hormonbehandlung bei Blutungsstörungen

Vorblutung:
10 mg Retroprogesteron oder 5 mg Medroxyprogesteron.
Täglich vom Tag der Vorblutung an bis zum Tag des zu erwartenden Menstruationsbeginns.

Mittelblutung:
5000 IE HCG als Injektion vor der zu erwartenden Mittelblutung.

Nachblutung:
20 mcg Ethinylöstradiol für einige Tage ab 5. Menstruationstag.

Zu starke Blutung:
Tranexamsäure 3 × 1 g/Tag während der Tage der starken Blutung.

Zu schmerzhafte Blutung: Pille.

5.

Ein weibliches Volksleiden: das prämenstruelle Syndrom (PMS)

Im Laufe der Menschheitsgeschichte litten unzählige Frauen an vielfältigen Beschwerden vor der Periode, ohne daß Ärzte dieser Krankheit Bedeutung beimaßen oder gar die Betroffenen zu heilen vermochten. Möglicherweise kennen auch die weiblichen Säugetiere diese Beschwerden.

Das prämenstruelle Syndrom ist ein Sammelbegriff, in dem viele geistig-seelische und physische Schwierigkeiten der Frau vereint sind. Genaugenommen dürfen sie nur dann diesem Bild zugeordnet werden, wenn sie regelmäßig vor jeder Menstruation wiederkehren. Nicht selten treten diese unangenehmen Symptome schon vierzehn Tage vor der zu erwartenden Menstruation auf; mit dem Einsetzen der Regel verschwindet das Beschwerdebild meist gänzlich.

Mehr als 150 verschiedene Symptome ergab eine Auswertung von Befragungen, die hochzivilisierte Frauen von Kalifornien bis Mitteleuropa nach ihrem prämenstruellen Zustand erfaßten.

Warum gerade berufstätige, erfolgreiche Frauen diesen Beschwerden mehrere Tage im Monat opfern müssen, ist zur Zeit selbst in medizinischen Fachkreisen noch unklar. Außer Zweifel steht, daß vor der Regel Hormonschwankungen den weiblichen Körper heimsuchen, unter denen er bisweilen sehr leidet. Vor allem psychisch reagiert die Frau oft heftig auf diese Veränderungen: Sie wird aggressiv und unleidlich, und wenn sich die Wogen nach der nächsten Regel geglättet haben, wundert sich die Betroffene oft selbst, daß sie mit ihrer Umgebung so unnötig streng umgegangen ist.

Die Beschwerden

Aggression und Reizbarkeit sind die Hauptsymptome des prämenstruellen Syndroms, aber auch das Gegenteil findet sich häufig: Ängstlichkeit, Labilität in der Stimmung und Depression.

Ganz offensichtlich sind am prämenstruellen Syndrom Hormone beteiligt, darauf deuten nämlich zahlreiche weitere Beschwerden hin: Vor der Regel verzeichnen die Frauen bisweilen eine verstärkte Schlaflosigkeit, sie wälzen sich im Bett hin und her und können nicht einschlafen, oder sie wachen immer wieder auf. Wie in der Schwangerschaft gibt es auch unmittelbar vor der Menstruationsblutung den berühmten Appetit auf ausgefallene Speisen, ja das ganze Eßverhalten kann sich verändern. Wie von einer unsichtbaren Hand gesteuert, essen die betroffenen Frauen zwanghaft den ganzen Tag hindurch, oft sogar verstohlen.

Der vermehrte Appetit, dazu ein gesteigertes Durstgefühl sowie Müdigkeit und Antriebsarmut führen fast zu einer Wesensveränderung, die manche Frauen unmittelbar vor der Menstruation schwer belastet. Die geistig-seelischen prämenstruellen Veränderungen können bis zur Kleptomanie und Pyromanie gehen, ja selbst Halluzinationen und eine deutlich gesteigerte Libido werden manchmal unmittelbar prämenstruell beobachtet. Dies sind allerdings schon die seltenen Manifestationen jenes Leidens, dessen Ursache – wie schon erwähnt – noch unbekannt ist, das aber gleichwohl viele Frauen kurz vor der Menstruation heimsucht. Da nicht nur Nerven und Seele, sondern auch der Körper in Mitleidenschaft gezogen sind, kann man das PMS als eine psychosomatische Manifestation bezeichnen. Die prämenstruellen körperlichen Veränderungen sind der Frau besonders verhaßt und verschlimmern ihre seelische Not. Ein Teufelskreis entsteht: Die Frauen sind wütend und verzweifelt, wenn sie Kleider, Röcke und Blusen probieren und zur Kenntnis nehmen müssen, daß sich entweder der Körper oder die Kleider verändern, beide passen nämlich nicht mehr zusammen, die Textilien sind plötzlich eng, Hüften, Beine und Hände der Frau scheinen überzuquellen: Die gefürchtete Wassereinlagerung, die Gewichtszunahme und das unbestimmte Gefühl, aus allen Nähten, vor allem aber auch aus der Haut zu platzen, bestimmen die prämenstruelle Phase. Dazu kommen meist noch Völlegefühl, Verstopfung, Blähungen und eine Zunahme des Bauchumfangs; der durch Verdauungsgase erweiterte Darm drückt natürlich auch auf die Bauchdecke, die sich trommelartig vorwölben kann.

Vor allem die Brüste reagieren schmerzhaft auf jede Volumenänderung. Sie beginnen bei jeder zweiten Frau vor der Regel zu spannen, bisweilen so stark, daß Frauen, die auf dem Bauch zu schlafen pflegen, während dieser schwierigen Zeit wegen Schmerzen in den Brüsten eine andere Schlafhaltung einnehmen müssen. Jede Berührung, ja sogar ein etwas straff sitzender Büstenhalter wird von der Betroffenen als unangenehm empfunden und weckt darüber hinaus die irrationale Angst, daß sie Brustkrebs haben könnte.

Stimmungsveränderungen, Gewichtszunahme, ein allgemeines Spannungsgefühl sowie Schmerzen in der Brust sind die häufigsten Beschwerden dieses prämenstruellen Syndroms, das bereits während des Eisprungs, also in der Mitte eines 28tägigen Menstruationszyklus auftreten kann und die Frau bis zu Beginn der Blutung begleitet. So vielfältig der Leidenskatalog sein kann, so gezielt ist der Zeitpunkt des Auftretens: stets vor der Regel.

Nicht alle Frauen laborieren an diesen Beschwerden, wo sie aber auftreten, ist die Lebensqualität reduziert und die Belastbarkeit gering. Deshalb gilt im empirisch ausgerichteten Recht der Briten das prämenstruelle Syndrom als strafmildernd, die Franzosen konzedieren betroffenen straffälligen Frauen sogar Unzurechnungsfähigkeit.

Ein Großteil der selbstverschuldeten Verkehrsunfälle geschlechtsreifer Frauen ereignet sich in den Tagen vor der zu erwartenden Blutung, und auch die Suizidhäufigkeit bei jungen Frauen ist während dieser Phase größer.

Die Ursachen

Vielleicht ist es tatsächlich so, wie manche Feministinnen meinen: Da das prämenstruelle Syndrom den Männern als Krankheit am eigenen Körper unbekannt ist und da außerdem die gynäkologische und geburtshilfliche Medizin bis vor kurzem nahezu ausschließlich von Männern bestimmt wurde, sei es nicht zu verwundern, daß das PMS bislang kaum erforscht wurde. Wären die Männer von einem derartigen Volksleiden betroffen, hätten sie gewiß schon viel mehr über seine Entstehung herausgefunden.

Hypothesen gibt es genug: So wird das Prolaktin dafür verantwortlich gemacht, jenes Hypophysenhormon, das während der Stillzeit die Bildung der Muttermilch anregt. Dieses phylogenetisch sehr alte Hormon ist während seines Weges durch die zahllosen Tierspezies bis zum Menschen im großen und ganzen strukturell gleichgeblieben; geändert hat sich nur seine Aufgabe; während es beim Homo sapiens die Muttermilchbildung steuert, reguliert es bei Reptilien und Fischen den Wasserhaushalt. Trotz der neuen Funktion des Prolaktins beim Menschen ist noch ein entwicklungsgeschichtliches Relikt der ursprünglichen Aufgabe erhalten geblieben: Offenbar wird auch das Fruchtwasser der schwangeren Frau, in dem das noch nicht geborene Kind besonders geschützt schwimmt, vom Prolaktin mitgesteuert. Generell scheint dieses Hormon aus der biologischen Steinzeit beim Menschen den Wasserhaushalt in einem gewissen Maß zu beeinflussen. Diese Regulation gerät bei vielen Frauen unmittelbar vor der Menstruation durcheinander. Eine Wasseranflutung sondergleichen bewirkt bisweilen das bereits erwähnte Gefühl, aus allen Nähten zu platzen; die Füße schwellen an und vermitteln den Eindruck, daß sich von Stunde zu Stunde mehr Wasser in ihnen sammelt. Da die Zunahme des intra- und interzellularen Wassers schon aus früheren Erdentagen mit dem Prolaktin in Zusammenhang steht, ist dieses Hormon als eine der Ursachen für das prämenstruelle Syndrom verdächtig.

Erhärtet wird dieser Verdacht noch durch ein weiteres Indiz: Die Brustschmerzen gehören zu den Leitsymptomen prämenstrueller Beschwerden. Nach der Geburt ist es das Prolaktin, das Signale zur Milchbildung gibt; Prolaktin und die Funktion der weiblichen Brustdrüse sind also eng korreliert. Ein Hormon, das mit der Wassereinlagerung und mit der Brust in Zusammenhang steht, dürfte also wahrscheinlich auch an jenen Beschwerden beteiligt sein, die sich vor allem als Wassereinlagerungen (Ödeme) und Brustschmerzen manifestieren.

Vitaminmängel werden häufig besonders strapaziert, wenn es gilt, unbekannte Ursachen für Erkrankungen zu entdecken. Auch beim prämenstruellen Syndrom macht man vor den Vitaminen nicht halt: Lange Zeit wurde angenommen, daß Vitamin B_6 (Pyridoxin) an prämenstruellen Beschwerden beteiligt sei. Biochemisch konnte im Blut von PMS-Patientinnen ein derartiger Mangel nicht sicher nachgewiesen werden, obwohl es scheint, daß gerade durch dieses Vitamin die Beschwerden manchmal gelindert werden können.

Hormone werden von den endokrinen Drüsen gebildet, allerdings nicht kontinuierlich ausgeschüttet. Sie verlassen die Drüsenausführungsgänge keineswegs so wie das Wasser den Gartenschlauch; meist werden die Botenstoffe unseres Organismus in bestimmten Intervallen dem Blutkreislauf übergeben. Der Mann scheint dabei ein viel einfacheres Individuum zu sein als die Frau, da seine Hormone keinen starken Schwankungen unterliegen. Bei der Frau hingegen zeigt die Sekretion der verschiedenen Sexualhormone im Laufe des Zyklus einen wellenförmigen Verlauf, wobei die Kurven sich überschneiden.

Schon während der Menstruation beginnen die Östrogene, die wichtigsten Hormone des weiblichen Körpers, anzusteigen, um während des Eisprungs hohe Konzentrationen zu erreichen. Unmittelbar nach der Freisetzung der Eizelle sinken die Östrogene durch Platzen des Eibläschens ab, nehmen aber nach einigen Tagen erneut zu, allerdings nicht auf das Niveau während des Eisprungs. Denn in dieser zweiten Zyklusphase dominiert das Progesteron (Gelbkörperhormon) den weiblichen Körper. Entspringt die Eizelle dem Ovar, dann hinterläßt sie eine kleine Wunde, die noch einige Stunden nach der Ovulation blutet. Langsam beruhigt sich die wunde Stelle und beginnt nun, aus der sich allmählich gelb färbenden Blutkruste heraus das »Gelbkörperhormon« zu produzieren, das ebenfalls langsam ansteigt und einige Tage vor Beginn der Menstruation seinen Gipfel erreicht, dann allerdings abfällt, um so die Menstruation einzuleiten.

Verglichen mit diesem komplizierten Mechanismus, ist die hormonelle Situation des Mannes eine recht einfache Angelegenheit. Heute nimmt man an, daß dem PMS Störungen im normalen Auf und Ab der Hormonproduktion zugrunde liegen: Ein Überschuß an Östrogenen hier, ein Mangel an Gelbkörperhormonen dort. Da die weiblichen Hormone viele physiologische Funktionen des weiblichen Körpers beeinflussen, ist die endokrine Periodizität wahrscheinlich auch an der Entstehung des prämenstruellen Syndroms beteiligt; ob sie allein dieses vielfältige Krankheitsbild verursacht, bleibt jedoch nach wie vor unklar.

Vor kurzem glaubte man bereits fündig geworden zu sein, als der Zusammenhang zwischen Niere und Sexualhormonen erkannt wurde. Wenn tatsächlich in der prämenstruellen Phase vermehrt Wasser im Gewebe verbleibt, so ist dabei die Niere mit von der Partie; Geschlechtshormone greifen indirekt in jene Mechanismen ein, die über die Menge der von den Nieren ausgeschiedenen Flüssigkeit entscheiden. Dadurch wäre es denkbar, daß eine Hormonstörung auch das Wassergleichgewicht durcheinanderbringt und damit zumindest einen Aspekt des prämenstruellen Syndroms mitverursacht.

Eine besonders schöne Theorie, die zu erklären versucht, warum es beim prämenstruellen Syndrom zu so zahlreichen quälenden Beschwerden kommt, wurde vor kurzem präsentiert, ist aber noch nicht schlüssig bewiesen: sie betrifft die Funktion der Endorphine beim prämenstruellen Syndrom. Das Gehirn des Menschen ist nicht nur Nervenschaltzentrale und Sitz unseres Geistes, es produziert auch eine ganze Reihe von Hormonen, die mannigfaltige Aufgaben in unserem Körper erfüllen. Diese Hormone sorgen immer wieder für Überraschungen. Eine Überraschung war es zweifellos auch, als nachgewiesen werden konnte, daß im menschlichen Hypothalamus und im Nervensystem morphiumähnliche Substanzen, die Endorphine, gebildet werden, die zahlreiche vegetative Funktionen steuern.

Obwohl Endorphine in hohen Mengen das Sexualleben völlig erdrücken und damit die Fortpflanzung unterbinden – ein genetisch ganz wichtiger Kontrollmechanismus –, spielen sie auch in geringerer Konzentration im normalen, gut funktionierenden Menstruationszyklus der Frau eine wichtige Rolle: Unmittelbar nach dem Eisprung in der Zyklusmitte wird dieses körpereigene Morphin plötzlich aktiv und bewirkt, daß die Hirnanhangsdrüse ihre Gonadotropine in einer besonderen Reihenfolge abgibt, was letztlich die Einnistung einer befruchteten Eizelle ermöglicht. Während dieser zweiten Zyklusphase, in der die prämenstruelle Symptomatik auftritt, dominiert im weiblichen Körper das schon erwähnte Gelbkörperhormon, das Progesteron. Offenbar verläuft die Bildung von körpereigenem Morphin und Progesteron gleichsinnig, das heißt, die Syntheserate von Endorphin steigt und sinkt mit der des Progesterons. Dabei ist unklar, was die Henne und was das Ei ist. Während der zweiten Zyklushälfte steigen jedenfalls die Endorphine mit dem Gelbkörperhormon. Fehlt in dieser Zyklusphase, in der das prämenstruelle Syndrom auftreten kann, das körpereigene Morphin (und damit auch Progesteron), so könnte dieser Mangel womöglich die Vielzahl der Beschwerden hervorrufen. Morphium sediert ja, beruhigt, nimmt zahlreiche Beschwerden und stellt das seelische Gleichgewicht wieder her. Sollten Endorphine tatsächlich beim Menstruationszyklus eine Rolle spielen, dann könnte ein Mangel an diesen natürlichen, schmerzschützenden Substanzen zu einem vielfältigen Beschwerdebild führen.

Übrigens wird in Fachkreisen auch diskutiert, ob dem prämenstruellen Syndrom vielleicht ein Mangel an essentiellen Fettsäuren zugrunde liegen könnte.

Auch die Psychosomatik hat für die Entstehung dieses Syndroms eine Erklärung: Danach sind es nicht die Hormone oder andere somatische Veränderungen, die letztlich die Beschwerden erzeugen, sondern die psychische Situation der Frau. Nach Auffassung der Psychosomatiker ist eine Frau psychisch um so gesünder, je weniger sie prämenstruell leidet: Das prämenstruelle Syndrom ist ein Indiz dafür, daß die Frau ihre Menstruation negativ wertet, sie als schmutzig, als verabscheuungswürdig oder gar als sündhaft interpretiert, weil sie die eigene Geschlechtsrolle ablehnt und die damit verbundenen biologischen Funktionen konflikthaft erlebt. Nach Erkenntnis der Psychosomatiker stellen körperliche Krankheiten oft einen Versuch dar, seelische Verletzungen auszugleichen, einen inneren Verlust zu reparieren oder unbewußte Konflikte zu lösen; körperliches Leiden ist ein Selbstheilungsversuch der Seele, dies gilt auch für das prämenstruelle Syndrom.

Die Behandlung

HIPPOKRATES sah in der Menstruation einen Reinigungsprozeß, der den weiblichen Körper von jenem physischen Müll befreit, der sich jeweils am Ende eines Monatszyklus auftürmt; nach ihm wäre die Therapie des vielfältigen Leidens die Blutung selbst, mit der die Beschwerden der Frau abfließen.

Mehr als zweitausend Jahre nach Hippokrates stehen die Mediziner vielfach dem prämenstruellen Syndrom verständnislos und therapeutisch hilflos gegenüber. Oft müssen die betroffenen Frauen sogar darum kämpfen, daß der Arzt ihre Beschwerden ernst nimmt.

Dabei ist es nicht immer mangelnder guter Wille von seiten des Arztes. Bisweilen sind Ärzte therapeutisch zurückhaltend, weil die Ursachen des prämenstruellen Syndroms nicht sicher geklärt sind und folglich nur eine symptomatische, aber keine kausale Behandlung möglich ist. Wenn es in der Tat psychosomatische Ursachen sind, die der Frau das Leben vor der Regel erschweren, so wird in erster Linie ein gewisses Maß an psychischer Führung durch den Gynäkologen notwendig sein. In vielen Fällen bringen die Zuwendung des Arztes, die Mitberücksichtigung der Umwelt der Frau sowie ihrer beruflichen und privaten Belastung bereits eine Linderung. Zuwendung ist überhaupt ein ganz elementares Therapeutikum, das vielfach unterschätzt wird und gar manchem Arzt fremd ist. Zuwendung ist einerseits ein zeitliches Problem – in einer nur fünf Minuten dauernden Konsultation ist es kaum möglich, daß sich der Arzt dem Patienten wirklich widmet. Zuwendung ist aber auch ein Merkmal jenes Charakters, den man sich durch eigenes Leid mühsam erringt und den man nicht während des Studiums erwirbt.

Medikamentöse Behandlungsformen werden beim prämenstruellen Syndrom vor allem deswegen kritisch beurteilt, weil man ihnen vielfach eine reine Placebowirkung unterstellt. Placebo kann Beschwerden lindern und deswegen oft bereits eine Heilung herbeiführen, weil die betroffene Frau daran glaubt, egal ob das verordnete Mittel einen Wirkstoff oder nur reinen Zucker enthält. Der hohe Placeboeffekt beim prämenstruellen Syndrom macht die Beteiligung einer psychischen Komponente wahrscheinlich.

Wenn das prämenstruelle Syndrom auf einem Mangel an körpereigenen Morphinen beruht, ließe sich die Symptomatik eventuell mit Psychopharmaka bessern. Dies ist tatsächlich so. Überraschenderweise bessern sich einzelne Symptome des Beschwerdenkomplexes auch, wenn man die Endorphine ausschaltet. Dies geschieht beispielsweise durch Morphinantagonisten, die Morphin vom Wirkort verdrängen und unter anderem analgetisch wirken. Vor allem Reizbarkeit, Aggressivität sowie die Spannungszustände sprechen gut auf Morphinantagonisten an, etwa auf das sonst in der Intensivmedizin verwendete Naltrexon.

Symptome wie Depression, Reizbarkeit, aber auch Kopfschmerzen werden durch Vitamin B_6 günstig beeinflußt. Dieses Vitamin muß allerdings in ausreichender Dosierung, nämlich mit 600 Milligramm pro Tag, verordnet werden. Nach Ansicht vieler Mediziner kommt es unter der Einnahme hormoneller Verhütungsmittel (»Pille«) zu einem relativen Pyridoxinmangel, der ähnliche Beschwerden hervorruft, nämlich Kopfschmerzen, Depressionen und Ödemneigung. Auch bei Frauen, die durch Einnahme der Pille an derartigen Beschwerden leiden, läßt sich durch Pyridoxingaben oft eine Besserung erzielen.

Ein besonders unangenehmes Symptom beim prämenstruellen Syndrom ist die Wasseransammlung in den Geweben. Hier weiß man nach wie vor nicht genau, warum dies so ist, mit sanft wirkenden, niedrig dosierten Entwässerungsmitteln kann jedoch Abhilfe geschaffen werden. Das Spironolacton leitet sich vom Gelbkörperhormon (Gestagen) her und bringt bei zu starker Wassereinlagerung rasche Linderung. Die Herkunft dieses Stoffes signalisiert die Bedeutung, die dem Gelbkörperhormon bei diesem Frauenleiden zukommt. Während acht bis zehn Tagen vor Eintritt der Regel soll das Entwässerungsmittel in einer Dosierung von zwei- bis viermal täglich 25 Milligramm eingenommen werden. Das überschüssige Wasser wird über die Nieren ausgeschieden, ohne daß wertvolle Elektrolyte dabei verlorengehen. Vorsorglich sollten die Patientinnen täglich eine Banane und/oder einige getrocknete Aprikosen essen, da diese Früchte reichlich Kalium enthalten, das einerseits die Diurese fördert, andererseits jenes Element ersetzt, das als einziges bisweilen mit einer forcierten Wasserausscheidung vermehrt eliminiert werden kann.

Spironolacton kann auch dann therapeutisch angezeigt sein, wenn eine Frau unabhängig vom prämenstruellen Syndrom eine Gewichtszunahme durch Wassereinlagerung beobachtet. Dies kann sowohl unter der Pille der Fall sein wie auch im Klimakterium, wenn von außen Hormone zugeführt werden, auf die sich der Körper erst allmählich einstellt und die zwischenzeitlich dann zu Gewichtszunahme infolge Flüssigkeitsretention führen. Auch in diesen Situationen ist Spironolacton eine wertvolle Hilfe.

Spannungszustände und prämenstruelle Beschwerden betreffen vielfach die Brust, das Zielorgan eines Hormons der Hirnanhangsdrüse, des Prolaktins. Prolaktinantagonisten setzt man deswegen mit unterschiedlichem Erfolg ein. Allerdings können die dabei auftretenden Nebenwirkungen die Patienten belasten: Kopfschmerzen, Übelkeit, in erster Linie aber eine Abnahme des Blutdrucks und alle damit verbundenen Beschwerden gehen mit der Senkung des Prolaktinspiegels einher und stellen für die so behandelte Frau bisweilen eine zusätzliche Belästigung dar.

Ähnlich wie bei der zyklusabhängigen Migräne kann einer Frau, die an einem prämenstruellen Syndrom leidet, auch mit diätetischen Maßnahmen geholfen werden: Ungesättigte Fettsäuren lindern ebenso die Beschwerden des prämenstruellen Syndroms, wie sie auch bisweilen die zyklusabhängige Migräne bessern. Die Zufuhr hoch ungesättigter Fettsäuren mit dem Essen und zweckmäßigerweise mit einem Diätetikum, wie zum

Beispiel Efamol®, beeinflußt wahrscheinlich die endogen gebildeten Prostaglandine, Gewebshormone, die an Krämpfen und Blutgefäßveränderungen mitwirken und auf diese Weise Schmerzzustände hervorrufen.

Das dominierende Hormon der zweiten Zyklushälfte ist das Progesteron. Nach meiner Erfahrung eignet es sich hervorragend, um prämenstruelle Beschwerden zu beseitigen. Gelbkörperhormone, die in Tablettenform eingenommen werden, haben sich seit Jahren klinisch bewährt, sind allerdings mit zwei Nachteilen behaftet: Einerseits werden die geschluckten Pillen verschieden schnell absorbiert und führen so zu individuell unterschiedlichen therapeutischen Effekten. Andererseits sind die synthetischen Gelbkörperhormone nicht immer verträglich: Manche Frauen klagen über Übelkeit, Schwindel und Blutdruckveränderungen, so daß die orale Darreichungsform die Beschwerden mehrt, anstatt sie zu lindern.

Wegen dieser Schwierigkeiten ist die Behandlung mit Gelbkörperhormonen in den vergangenen Jahren leider in den Hintergrund getreten.

Wird hingegen das Progesteron nicht oral, sondern vaginal zugeführt, so fallen all jene Unverträglichkeitserscheinungen weg, die im Magen oder in der Leber entstehen. Außerdem wird das Gelbkörperhormon auf diesem Weg langsamer abgebaut als im Magen. Es verweilt länger im weiblichen Kreislauf und wirkt damit auch stärker. Man verwendet dafür kein synthetisches Hormon, sondern das natürliche Progesteron, das normalerweise vierzehn Tage pro Zyklus vom Eierstock gebildet wird. Dementsprechend wird es auch vierzehn Tage über die Scheide zugeführt: 400 Milligramm Progesteron sind in kleinen, aus Fettsäuren bestehenden

Zäpfchen verpackt. Sie werden, von der Zyklusmitte an bzw. ab jenem Tag, der den Beginn des prämenstruellen Syndroms signalisiert, täglich in die Vagina tief eingeführt. Um einen unangenehmen Ausfluß zu vermeiden, sollten die Suppositorien vorzugsweise abends angewandt werden. Sie wirken dann während der Nacht. Die örtliche Behandlung wird bis zum Beginn der Menstruation fortgesetzt und endet am ersten Tag der Regelblutung. Diese Therapieform ist unbedenklich. Die Progesterondosierung kann auf 800 Milligramm verdoppelt werden, das entspricht einer Tagesdosis von zwei Zäpfchen.

Hormonbehandlung des prämenstruellen Syndroms

200–400 Milligramm Progesteron/Tag als Scheidenzäpfchen
Täglich von Zyklusmitte bis zum Menstruationsbeginn.

6.

Verlust der sexuellen Erlebnisfähigkeit (Anorgasmie, Libidoverlust)

Sexuelle Frustration ist in unserer Bevölkerung häufiger anzutreffen, als man glaubt. In der gynäkologischen Praxis vergeht kaum ein Tag, ohne daß Patientinnen – meist verschämt – darüber klagen. Viele Frauen scheuen sich, offen darüber zu reden. Die Unfähigkeit, einen Orgasmus zu erleben, aber auch die Freude an der Sexualität an sich hängen von vielen Faktoren ab. Sie nur auf Hormonschwankungen zu reduzieren wäre falsch.

Schwierigkeiten in all den Dingen, die mit der Beziehung zu einem Partner zusammenhängen, sind wohl die Ursache, daß Libidoverlust und sexuelle Frustration zunehmend zu einem Volksleiden werden. Anscheinend sind Frauen mehr davon betroffen als Männer, die unter Umständen eher der Gefahr erliegen, Sexualtrieb und Erotik zu verwechseln, und die oft weniger konditioniert sind, den personalen Akt der Sexualität zu erleben. Frauen scheinen dafür mehr Gespür zu besitzen, ihre sexuelle Erlebnisfähigkeit ist dementsprechend auch störanfälliger.

Auch wenn Hormone nur in einem kleinen Maß bei dem Verlust der sexuellen Erlebnisfähigkeit eine Rolle spielen, dürfen sie in diesem Buch, das ja den möglichen hormonell bedingten Krankheitsbildern auf den Grund gehen möchte, nicht unbeachtet bleiben.

Die Ursachen

Die Unfähigkeit vieler Menschen, aufeinander einzugehen, zwischenmenschliche Probleme und charakterliche Schwächen sind wohl die innersten Gründe für Libidoverlust und Anorgasmie. Unerfahrenheit, Hemmungen und Unbeholfenheit beim Liebesspiel dürften infolge des Sexualkundeunterrichts heute eine geringere Rolle spielen. Diese frühe Aufklärung ist wertvoll und eigentlich sehr willkommen, trotzdem muß sie noch verbessert werden: Eine reine Erklärung der Anatomie und der Funktionen, die sachkundige Beschreibung der Geschlechtsorgane ist einfach zu wenig.

Die menschliche und personale Dimension der Sexualität aufzuzeigen überfordert nicht nur die meisten Eltern, sondern auch die in der Schule mit dem Sexualkundeunterricht betrauten Lehrer, weil vielfach die Erwachsenen, die Wissen weitergeben müßten, selbst unwissend sind und in unbefriedigender Weise dahinwurschteln.

Aufklärung beinhaltet auch, die Freuden sexueller Erregung und Lust in das Gesamtkonzept zwischenmenschlicher Begegnung zu stellen. Auf dieses Ziel soll die Vermittlung von Wissen über die Anatomie und Physiologie der Geschlechtsorgane gerichtet sein: Was bedeutet die Klitoris für die allmählich wachsende sexuelle Erregung der Frau? Wie funktioniert das Pendant beim Mann, die Eichel? Wie verlaufen die Erregungskurven bei Mann und Frau? Welchen Einfluß hat die Vertrautheit von Sexualpartnern auf das Sexualverhalten und die sexuelle Erlebnisfähigkeit? Dies sind nur einige Beispiele.

Die Unkenntnis all dieser Details führt bisweilen tatsächlich zur Anorgasmie und auf Dauer auch zum Verlust sexueller Erregbarkeit. Wahrscheinlich wäre ohne Hormone eine befriedigende Sexualität gar nicht denkbar, doch muß man sich hüten, den fehlenden Spaß am Sex allein hormonell erklären zu wollen.

Die Ursachen für einen Libidoverlust können vielfältiger Natur sein, zweifellos spielen dabei auch die Hormone eine Rolle.

Der Beweis dafür ist relativ einfach: Frauen, deren Eierstöcke nicht (mehr) aktiv sind und in der Folge an einem Östrogenmangel leiden, klagen sehr häufig über ein plötzlich einsetzendes Desinteresse an Sex, das umgekehrt durch die Zufuhr der entsprechenden Ovarialhormone wieder geweckt werden kann. Auch hier ist unser Wissen nur fragmentarisch. Daher wäre es falsch, das eine oder andere Hormon ausdrücklich als sexuellen Freudenbringer zu etikettieren. Es steht jedoch fest, daß Ovarialhormone die weibliche Sexualität wesentlich beeinflussen.

Der wichtigste Bote des Ovars ist das Östradiol. Dieses biologisch aktivste Ovarialhormon, das uns bereits aus den vorangegangenen Kapiteln vertraut ist, zählt zu den Östrogenen. Das Wort »Östrogen« kommt aus dem Griechischen und bedeutet »Brunst erzeugend« (oistros = Brunst, genes = entstehend). Der Begriff deutet also auf einen Zusammenhang zwischen Sexualität und weiblichem Hormonhaushalt hin. Bekanntlich zeigt die Östradiolkonzentration keinen stetigen, sondern einen wellenförmigen Verlauf während des weiblichen Zyklus.

In der Vergangenheit wurde die Meinung vertreten, daß die Frau zur Zeit der Ovulation, wenn der Östrogenspiegel maximal ist, eine höhere sexuelle Potenz entwickle und für erotische Freuden besonders empfänglich sei. Allerdings wird diese Beobachtung von Psychosomatikern in Frage gestellt.

Neben den weiblichen Hormonen nimmt um die fruchtbare Zyklusmitte noch ein anderes Hormon zu, von dem man es zunächst nicht glaubt: das männliche Hormon Testosteron. Im weiblichen Körper werden, wie wir wissen, auch Androgene gebildet. Mißt man Tag für Tag die Androgenkonzentration im Blut einer Frau, so wird man annähernd stabile Werte erhalten, außer am Tag des Eisprungs. An diesem Tag, der auch die höchste Östrogenproduktion ausweist, verdoppelt sich die Menge des Testosterons. Einen Tag lang hat die Frau somit einen deutlich erhöhten Androgenspiegel.

Während die erotisierende Wirkung des Östrogenanstiegs kontrovers interpretiert wird, ist dies beim Testosteron anders. Ein großer Teil der Endokrinologen vertritt heute die Meinung, daß Androgene auch bei der Frau eine Funktion ausüben: nämlich ihren Sexualtrieb zu steigern oder gar erst zu wecken.

Östradiol und Testosteron sind zwei für die Sexualität nicht zu unterschätzende Hormone, wie sie aber genau die erotische Seite der weiblichen Seele beeinflussen, das ist noch unklar.

Man weiß zwar, daß das Östradiol kleine Stücke von seinem Molekül abspaltet und an das Hirn weiterleitet, wo die sogenannten Katecholöstrogene die Psyche der Frau beeinflussen. Testosteron scheint sich ähnlich zu verhalten, allerdings sind die Einzelheiten noch längst nicht geklärt.

Die Behandlung

Klagt eine Frau über langsam oder plötzlich sich entwickelnde Unlustgefühle am Sex und liegen charakteristische Zeichen eines Östrogenmangels vor, so ist es durchaus sinnvoll, ein Östrogenpräparat zu verordnen, um nicht nur die Mangelsymptome zu beseitigen, sondern die Lust auf Sex wieder zu wecken.

Jede geschlechtsreife Frau besitzt einen Indikator, der empfindlich auf Hormonstörungen reagiert: Es ist der weibliche Menstruationszyklus. Er reagiert als erster auf ein Zuviel oder ein Zuwenig an weiblichen Botenstoffen und liefert damit Hinweise auf die verschiedensten hormonellen Störungen. Zwar kann es im Klimakterium vorkommen, daß sich ein Östrogenmangel trotz regelmäßiger Blutungen manifestiert. Bei den meisten Frauen aber beginnt die Blutung unregelmäßig zu werden, wenn ein Defizit an weiblichen Hormonen besteht, und dies kann sich bei der klimakterischen Frau, aber auch bereits bei jungen Frauen ereignen.

Tritt die Monatsblutung unpünktlich ein, verlängern sich die Intervalle auf vierzig bis sechzig Tage und besteht gleichzeitig ein Libidoverlust, dann sollte der Östradiolspiegel bestimmt werden. Allerdings ist bei den gemessenen Werten zu berücksichtigen, daß dieser Spiegel zyklischen Schwankungen unterliegt. Ob ein wirklicher Östrogenmangel vorliegt, ist nur sicher zu beurteilen, wenn die Östradiolkonzentration im Blut während verschiedener Zeitpunkte des Zyklus gemessen wird. Es sind also mehrere Blutentnahmen erforderlich. Sinkt das Östradiol der Frau unter den Schwellenwert von 30 Pikogramm ab, so mag das – bezieht man andere ursächliche Faktoren mit ein – von einem

Libidoverlust begleitet sein. Die Therapie besteht in der Gabe von natürlichem Östradiol. Die pharmazeutische Industrie bietet inzwischen verschiedene Zubereitungen von Östrogenen an: Präparate zur Injektion, Dragées, Cremes und Hautpflaster. Die Östrogentherapie hilft nicht nur Frauen nach der Menopause, wenn die Ovarialfunktion erlischt und dadurch auch sexuelle Probleme heraufbeschwört. Sie kann ebenso bei der jungen Patientin angebracht sein, bei der das Ovar eine Zeitlang seine Tätigkeit drosselt und damit zahlreiche Beschwerden hervorruft – darunter auch den Verlust erotischer Freuden. Allerdings muß eine solche Östrogentherapie stets den natürlichen Ablauf der Dinge, wie im Menstruationszyklus der Frau, imitieren: Jede Östrogengabe muß also zeitweise durch Gabe von Gelbkörperhormon ergänzt werden.

Auch das zweite Hormon, das die Libido der Frau steigert, kann medikamentös ersetzt werden. Ähnlich wie beim Östradiol ist es auch beim Testosteron noch weitgehend unklar, auf welchen biochemischen Wegen dieses männliche Hormon die Libido der Frau steigert. Auch dieses Hormon kann auf mehreren Routen zugeführt werden: Die bekannteste Darreichungsform ist eine Injektion, die sowohl ein Östrogen als auch ein männliches Hormon, das aus der Nebennierenrinde stammt, enthält. Dieses Gemisch aus Östrogen und Androgen wird salopp als »Suchtgift der alternden Frau« bezeichnet, weil mit der Injektion nicht nur die klimakterischen Ausfallserscheinungen beseitigt werden, sondern auch die Fähigkeit, sexuelle Freuden zu erleben, zurückkommt. Es ist verständlich, daß manche Frauen diesen Stoff im Übermaß anfordern und dafür selbst den Preis einer tiefen Stimme, einer unreinen

Haut und eines plötzlichen Haarwachstums an den Beinen in Kauf nehmen.

Obwohl der Verlust der sexuellen Potenz in allen Lebensdekaden auftreten kann, häuft er sich doch in erster Linie im Wechsel; für diesen Lebensabschnitt ist die Injektion dann zu empfehlen, wenn die Libido stark nachläßt. Bei jüngeren Frauen wäre diese Form der Behandlung ein zu massiver Eingriff in die Körperchemie.

Männliche Hormone können auch diskret in Form einer Salbe zugeführt werden, die neben zwei Prozent Androgen auch Östradiol enthält. Einmal täglich, am besten nach dem Duschen, wenn die Poren der Haut besonders aufnahmefähig sind, wird eine definierte Menge dieser Salbe in die Haut massiert (zum Beispiel Bauch, Armbeuge). Damit steigt nicht nur der Östrogenspiegel, auch das männliche Hormon nimmt zu und kann eine Verbesserung der Libido bewirken. Diese Form der Behandlung kann auch bei jüngeren Frauen problemlos durchgeführt werden.

Testosteron wird auch in Scheidenzäpfchen verpackt und kann unmittelbar nach der Zyklusmitte in einer Dosierung von 20 bis 50 mg pro Tag ungefähr eine Woche lang zugeführt werden. Dadurch wird eine natürliche Hormonbewegung imitiert und die periovulatorische (um den Eisprung herum) Testosteronerhöhung unterstützt.

Das männliche Hormon, übrigens auch das Östradiol, gibt es auch in einer Depotform als winzige Kristalle, die man unter die Haut implantiert und die über mehrere Monate eine kontinuierliche Hormonabgabe gewährleisten. Diese Behandlung macht die tägliche Pilleneinnahme bzw. häufigere Injektionen überflüssig. Für die Therapie mit Depothormonen, die sich in den angelsächsischen Ländern verbreitet, kommen nur Frauen in Frage, die bereits in der Menopause sind. Ähnlich wie die Injektion wäre auch der Kristall für fortpflanzungsfähige Frauen eine Belastung des ohnedies vielleicht langsam arbeitenden Eierstocks. Die Behandlung mit Depotinjektionen von Sexualhormonen wird von manchen Ärzten kritisch betrachtet, da einmal gesetzte Depots nicht entfernt werden können und zum anderen eine gleichmäßige Wirkstoffabgabe nicht immer gesichert ist.

Nachlassende Libido und Orgasmusfähigkeit können verschiedene Ursachen haben, eine davon ist auch bei den Hormonen zu suchen. Obwohl es derzeit noch nicht erschöpfend geklärt ist, wie Hormone und Sexualität voneinander abhängig sind, können Hormongaben in manchen Fällen die sexuellen Störungen bessern oder beseitigen.

Vorschläge für eine Hormonbehandlung bei nachlassender Sexualkraft/Libido

- Injektion (ca. alle 2 Monate):
  4 mg Östradiolvalerat
  200 mg Androstenonanthat
- Salbe (täglich): Östradiol- und Testosteronsalbe
- Vaginalzäpfchen: 20–50 mg Testosteron
- Kristall (alle 6 Monate, in der BRD nicht mehr im Handel): 100 mg Östradiol, 50 mg Testosteron
- zusätzlich empfiehlt sich täglich 0,5 Östriol als Vaginalzäpfchen zur besseren Durchblutung der Scheide.

7.
Die Haut und die Hormone

In den letzten Jahren entdeckten Medizin und Medien ein Organ neu: die Haut.

Neben vielen Stoffwechselfunktionen – sie liefert Abwehrstoffe, unterstützt die Aktivität von Leber und Gehirn, ist zuständig für Temperaturregulation und Wasserhaushalt – ist sie ein überaus wichtiges Sinnesorgan, das im Lauf der Entwicklungsgeschichte eine starke Differenzierung erfuhr. Heute profitieren zahlreiche Chemiekonzerne von dem Bestreben, dieses Organ jung zu erhalten. Den Falten ist schon vor Jahrzehnten der Krieg erklärt worden, und die Kosmetikhersteller werben mit riesigem Aufwand für ihre Produkte, die eine faltenlose und pfirsichzarte Haut schaffen sollen.

Die Schönheit der Haut beruht jedoch nicht auf den meist überteuerten Kosmetika renommierter Firmen, sondern weitgehend auf der Wirkung der Östrogene. Diese Hormone unterstützen die Funktion der elastischen Fasern sowie den Kollagenhaushalt der Haut, die beide mit zunehmendem Alter Einbußen erleiden, was bei gleichzeitigem Wasserverlust im Unterhautgewebe zu der verstärkten Faltenbildung in der Haut führt.

Die Hornhautschicht liegt einer durch Wasser in Spannung gehaltenen Fettschicht auf, welche letztlich die Straffheit der Haut (Turgor), dieses größten menschlichen Organs, bedingt.

Der Feuchtigkeitsgehalt der Haut wird hormonell gesteuert; ein Mangel an Östrogenen führt zu weitgehendem Verlust der Hautfeuchtigkeit und in der Folge auch zu den gefürchteten Hautfalten. Der funktionelle Zusammenhang zwischen Eierstock und Haut ist experimentell gesichert. Nicht nur im Tierexperiment, auch beim Menschen ließ sich durch direkte Kollagenmessung in der Haut nachweisen, daß die Stützfasern um stolze fünfzig Prozent zunehmen, wenn dem Organismus nach einer Zeit des Hormonmangels wieder Östrogene angeboten werden. Die moderne kosmetische Dermatologie, in deren Gefolge deutsche Bundesbürger bereits Milliarden für die käufliche Illusion der Jugend ausgeben, wird möglicherweise noch einen eigenen Wissenszweig etablieren: die dermatologische Endokrinologie, die Lehre vom Zusammenhang zwischen Haut und Hormonen.

Das Östrogen beeinflußt die Haut gleich mehrfach: Es stimuliert die Zellen der tiefen Schichten, sich zu teilen, sich zu regenerieren, so daß die oberen Hautschichten kontinuierlich jungen Zellnachschub erhalten. Weiter reguliert Östrogen den unsichtbaren Wassermantel im Unterhautgewebe: Das subkutane Fettgewebe bleibt dadurch prall und elastisch und verhindert die Entstehung von Runzeln und Falten. Zu diesem Zweck verläßt sich die Haut jedoch nicht nur auf das Fettpolster, dem sie aufliegt. In die Hautschichten selbst ist ein raffiniertes System strapazierbarer Fasern eingebaut, welche die Elastizität und Spannkraft der Haut gewährleisten sollen. Nach allen Richtungen sind, Seilen vergleichbar, Kollagenfasern gespannt, die letzten Endes für die Feinkontur der Haut verantwortlich sind. Dieses Kollagen – Zauberwort der modernen Kosmetik – wird durch Östrogene reguliert. Fallen diese im Klimakterium aus oder sind sie bereits zu einem früheren Zeitpunkt defizitär, so kann man das Altern der Haut förmlich beobachten. Sie wird dünn, bekommt Falten und Altersflecken und gleicht immer mehr einem Stück Pergament. Und die betroffene Frau registriert noch weitere Hautveränderungen: An vielen Körperstellen beginnt die Haut plötzlich zu jucken, sie ist trocken, wird verletzlicher und spannt. Mitbedingt ist dies unter anderem durch das Nachlassen der Talg- und Schweißdrüsenaktivität, eine weitere Folge des Östrogenmangels.

Die Qualität der Haut wird von den Östrogenen beeinflußt. Der Mangel an diesem Hormon kann nicht nur kosmetische, sondern auch gesundheitliche Schäden bewirken. Deswegen ist auch aus dermatologischer Sicht bei erwiesenem Mangel eine Östrogenzufuhr sinnvoll. Der hautglättende Effekt östrogenhaltiger Salben beruht neben einer verstärkten Wassereinlagerung auf einer tatsächlichen Zunahme des Kollagens, was die Haut insgesamt dicker macht. Östrogene kurbeln die ermattete Proteinsynthese der Deckzellen an, insbesondere wird jene Infrastruktur gebildet, die in und unterhalb der Haut den Wasserhaushalt und damit den Turgor regelt. Wie in jedem Organ, so fördert Östrogen auch in der Haut die Durchblutung, so daß Stoffwechselprodukte eliminiert werden und genügend frischer Sauerstoff für die mannigfaltigen Aufgaben der Zellen zugeführt wird.

Liegt bei den eben genannten Hautproblemen ein generalisierter, im Blut meßbarer Östrogenmangel vor, der durch einen Funktionsausfall der Eierstöcke bedingt ist, so soll therapeutisch ein physiologischer Hormonblutspiegel simuliert werden, der den gesamten Körper ausreichend mit Östrogen versorgt. Konjugierte Östrogene haben sich dabei genauso bewährt wie natürliches Östradiol, von dem 2 Milligramm am Tag genügen; die Behandlung soll aber stets mit einem Gelbkörperhormon kombiniert werden.

Eine besonders wirksame Regeneration der Haut wird durch eine Kombination von Östrogen mit Testosteron, dem männlichen Hormon, erzielt. Ebenso wie die weiblichen Hormone verstärkt es die Dicke der Haut und mehrt ihren Kollagengehalt. Allerdings ist bei dieser Medikation eine gewisse Vorsicht vonnöten, da Virilisierungserscheinungen (Vermännlichung) den gewünschten kosmetischen Effekt in Frage stellen können.

Östrogene wirken nicht nur entsprechend ihrer Konzentration, auch die Bereitschaft des Gewebes, den Hormonen Eintritt zu gewähren, ist wichtig. Diese Absorptionsfähigkeit wird therapeutisch genutzt, um Haut- und Schleimhautregionen, die von einem Östrogenmangel betroffen sind, örtlich zu behandeln. Allerdings ist hier eine gewisse Vorsicht geboten; denn nicht nur ein Östrogenmangel beeinträchtigt die Hautfunktion, auch ein Überschuß an Östrogenen kann die Teilungsgeschwindigkeit der Zellen herabsetzen und damit letzten Endes die Regenerationsfähigkeit der Haut wieder bremsen. Deshalb soll eine Östrogentherapie der Haut, selbst wenn sie über eine Salbe oder Lotion erfolgt, mit dem Dermatologen und dem Gynäkologen abgesprochen sein. Nicht ohne Grund sind Sexualhormone rezeptpflichtig. Nicht nur Haut und Haare, auch die Fingernägel, die Stimme, die Augen, ja sogar die Mundschleimhaut scheinen durch Östrogene beeinflußt zu werden.

Vor allem Frauen in den Wechseljahren klagen häufig über brüchige Nägel; forscht man nach, wann diese Beschwerden begannen, dann ist der Zeitpunkt oft identisch mit dem ersten Auftreten anderer Ausfallserscheinungen, von denen man weiß, daß sie durch ein Östrogendefizit ausgelöst sind.

Manche Frauen bemerken, daß während des Klimakteriums ihre Stimme allmählich tiefer und deren Bandbreite kleiner wird, eine Beobachtung, die vor allem Sängerinnen belastet. Die Trockenheit der Mund- und Augenschleimhäute fällt guten Beobachterinnen ebenfalls auf. Kontaktlinsen und vor allem Zahnprothesen können Probleme bereiten. Es ist zumindest einen Versuch wert, wenn ansonsten gut sitzende Zahnprothesen schmerzen, Östriol in Tablettenform zu verabreichen, um die Trockenheit der Mundschleimhaut zu beseitigen.

Gleiches gilt auch für die Augen. Die sogenannte Conjunctivitis sicca, die trockene Entzündung der Augenbindehaut, spricht hervorragend auf eine Östrogensubstitution an. Dies ist deshalb bemerkenswert, weil der Augenarzt mit anderen Mitteln dabei nur in sehr beschränktem Maße therapeutisch helfen kann. Auch hier ist es das Östriol, das die Schleimhaut der Augen normalisiert.

Der Mann im weiblichen Körper – männliche Hormone belästigen die Frau

Übermäßige Behaarung (Hypertrichose und Hirsutismus)

Nicht nur die weiblichen, sondern auch die männlichen Hormone, die im Eierstock und in der Nebennierenrinde der Frau gebildet werden, hinterlassen ihre Spuren auf der Haut und können mitunter die weibliche Schönheit beeinträchtigen. Eine Haarstraße, die vom Schambereich bis zum Nabel hinaufzieht, oder Haare, die aus den Warzenhöfen, über der Oberlippe und am Kinn sprießen, können Zeichen eines Androgenüberschusses sein, eines Zuviel an männlichen Hormonen. Bisweilen beobachten Frauen sogar auch eine untypische Behaarung an den Oberschenkeln, am Gesäß und am Rücken.

Eine verstärkte Körperbehaarung der Frau kann mehrere Ursachen haben. Grundsätzlich ist zwischen Hypertrichose und Hirsutismus zu unterscheiden. Als Hypertrichose bezeichnet man eine allgemein vermehrte Körperbehaarung ohne Einfluß von Androgenen. Sie ist meist genetisch bedingt. Beim Hirsutismus dagegen handelt es sich um eine androgenbedingte vermehrte Behaarung, die charakteristische Körperzonen bevorzugt und mit Seborrhö und Akne kombiniert sein kann.

Es bildet sich ein männliches Behaarungsmuster. Da einem Hirsutismus verschiedene Erkrankungen zugrunde liegen können, ist es unerläßlich, bei betroffenen Frauen, neben anderen Untersuchungen, die Konzentration der männlichen und auch der weiblichen Hormone zu messen.

Manchmal beruht die Störung nicht auf einer endokrinen Fehlsteuerung, sondern auf einer erhöhten Empfindlichkeit der Haut gegenüber männlichen Hormonen. Die Haut reagiert dann mit überschießendem Haarwuchs auf Androgenmengen, die bei der Durchschnittsfrau normal wirksam sind.

Die Störung ist dann nicht hormonell ausgelöst, sondern liegt in der Haut selbst, die auf eine ganz normale Menge männlicher Stoffe überschießend reagiert und beginnt, Haare wuchern zu lassen. Bei diesen Frauen ist die Sensibilität der Haut für männliche Hormone erhöht, die sogenannten „Rezeptoren“ sind vermehrt.

Sieht man von jenen Fällen ab, in denen überschüssige Haare kosmetisch entfernt werden können, so sind es nach wie vor die Hormone, die am effektvollsten gegen Hirsutismus eingesetzt werden können. Der antiandrogen wirksame Gelbkörperhormonabkömmling Cyproteronazetat (CPA) gehört wohl zu den wirkungsvollsten hormonellen Enthaarern und steht in verschiedenen Konzentrationen zur Verfügung. Diese Substanz wird in Tablettenform verabreicht, die Dosierung richtet sich nach der Art und Schwere der Symptomatik. Wie bei der Akne soll auch beim Hirsutismus das Gestagen CPA mit einem Östrogen kombiniert werden, sei es mit Ethinylöstradiol, sei es mit einem natürlichen, vom Eierstock gebildeten Östrogen. Während nämlich Cyproteronazetat in erster Linie in der Haut selbst wirkt, indem es die Androgen-Rezeptoren blockiert, inaktivieren die Östrogene wiederum das Testosteron im Blut und verhindern auf diese Weise, daß die Haarfollikel stimuliert werden.

Cyproteronazetat ist ein langsam wirkendes Hormon. Mitunter dauert es einige Wochen, bis ein Erfolg therapeutischer Gaben sichtbar wird. Das verdrießt natürlich manche betroffenen Frauen, da bei ihnen der Eindruck entsteht, sie würden dieses Medikament vergebens einnehmen. Der volle Erfolg dieser Behandlung setzt also erst nach Monaten ein, und deswegen muß sich die Patientin vor allem anfangs in Geduld üben. Man kann aber auch Frauen, die sehr unter ihrer extremen Behaarung leiden, gleichzeitig mit einem anderen gelbkörperähnlichen Stoff behandeln, der schneller wirkt und der die Zeitspanne überbrückt, bis das Cyproteronazetat seine eigene Wirkung entfaltet. Diese Substanz ist das Spironolacton, das normalerweise zum therapeutischen Arsenal der Internisten gehört, die dieses Medikament benutzen, um die Nierendurchblutung zu steigern und damit die Diurese (Wasserausscheidung) zu fördern. Auch dieses Medikament ist dem Gelbkörperhormon verwandt und blockiert die Rezeptoren in der Haut, die ansonsten von männlichen Hormonen besetzt sind. Schon relativ geringe Dosen Spironolacton reichen aus, um nicht nur die Nierendurchblutung zu steigern, sondern auch sehr bald einen kosmetischen Effekt zu erzielen: Am Gesicht, auf der Brust und an den Oberschenkeln wird die Wuchsgeschwindigkeit der Haare gebremst. Beim Spironolacton besteht also eine kürzere Wartezeit, bis die therapeutische Wirkung sichtbar wird. Allerdings läßt diese nach einigen Monaten wieder nach, während sie beim Cyproteronazetat länger anhält. Deshalb ist es sinnvoll, beide Hormone zu koppeln.

Die Abkömmlinge aus der Familie der Gelbkörperhormone entfalten also kosmetisch erwünschte Effekte.

Das Spironolacton scheint auch als Salbe zu wirken: In eine Salbengrundlage verpackt, kann man damit jene Stellen, die besonders von Haaren geplagt sind, örtlich behandeln.

Gelbkörperhormone wirken auch gegen lästigen Haarwuchs über der Oberlippe und am Kinn bei Frauen nach der Menopause. Obwohl die Eierstöcke im Klimakterium ihre Östrogenaktivität allmählich beenden, werden in diesen endokrinen Drüsen weiterhin männliche Hormone erzeugt. Da nun aber die Östrogene fehlen, ist das physiologische Gleichgewicht gestört, so daß die freigesetzten männlichen Hormone ein relatives Übergewicht gewinnen. Eine Möglichkeit, die androgenproduzierenden Anteile der Eierstöcke zu bremsen, bietet das Medroxyprogesteron. Es ist ebenfalls ein Gelbkörperhormon, das in therapeutischen Dosen injiziert wird. Medroxyprogesteron kann ohne große Bedenken beim »Altershirsutismus« eingesetzt werden.

Rezeptur für Hormonsalbe gegen starke Behaarung

Spironolacton	1,0
Aqua dest.	q. s.
Acid lactic.	1,0
Neribas Creme 30	30,0
M. f. crem.	

Hormonbehandlung bei erhöhten männlichen Hormonen

(Akne, Haarausfall, starke Körperbehaarung)

1. Stufe:	35 mcg Ethinylöstradiol 2 mg Cyproteronazetat als Pille während 21 Tagen
2. Stufe:	Pille + 10 mg Cyproteronazetat vom 5. bis 14. Zyklustag
3. Stufe:	Pille + 50 mg Cyproteronazetat vom 5. bis 14. Zyklustag
4. Stufe:	Pille + 100 mg Cyproteronazetat vom 5. bis 14. Zyklustag + 100 mg Spironolacton während 21 Tagen mit Pille.

Der Haarausfall (Alopezie)

Auch beim Haarausfall spielen Hormone eine Rolle, doch leider ist darüber noch viel zuwenig bekannt. Nach bisherigen Erfahrungen ist nur bei vierzig Prozent der Behandelten eine Besserung im Rahmen einer Hormontherapie zu erwarten. Zusätzliche Maßnahmen sind sinnvoll: In erster Linie muß das Haar vor chemischen und physikalischen Einflüssen geschützt werden, was den Verzicht auf Fön, auf Trockenhauben, aber auch auf aggressive Shampoos einschließt. Selbstverständlich ist Frauen, die Probleme mit ihren Haaren haben, von Glättungsmitteln, Haarfestigern und Färbemitteln abzuraten. Prinzipiell sollte man die Haare nur mit milden Shampoos waschen und ohne Fön an der Luft trocknen.

Da manchmal auch ein Mangel an Eisen, Magnesium und/oder Zink den Haarausfall fördert, sollte einerseits die Konzentration dieser Stoffe im Blut überprüft werden, andererseits kann man unbesehen eine Vitamin- und Spurenelementbehandlung beginnen. Erkrankungen der Schilddrüse und der Leber sowie Störungen der Blutfette gehen bisweilen mit einem erhöhten Haarausfall einher; daher sollten diese Faktoren gründlich untersucht werden.

Östrogene und Antiandrogene sind momentan wahrscheinlich die wirksamsten Medikamente gegen den Haarausfall. Da Geheimratsecken bei kastrierten Männern nicht vorkommen, ist anzunehmen, daß auch für Haarausfall ein Übermaß an männlichen Hormonen verantwortlich ist. Auch beim Haarausfall kann das Gelbkörperderivat Cyproteronazetat therapeutisch eingesetzt werden. Die wirksamen Tagesdosen betragen zehn bis hundert Milligramm Cyproteronazetat in Tablettenform. Wie bei der Behandlung des Hirsutismus wird das Cyproteronazetat durch Östrogengaben ergänzt. Zwei verschiedene Formen des Hormons, nämlich Östradiol und Östriol, stehen zur Verfügung. Der Arzt entscheidet, welches Östrogenpräparat für die Patientin am besten geeignet ist.

Bisweilen berichten betroffene Frauen, daß während ihres Lebens nur einmal das Haar wirklich schön war, nämlich während der Schwangerschaft. Nach der Geburt begannen dann die Probleme erneut.

Aufgrund dieser Beobachtungen setzten wir Östriol, das Hauptöstrogen der Schwangerschaft ein, entweder lokal als Haarwasser, aber auch als Tabletten; werden letztere über die Scheide zugeführt, so erzielt man einen höheren Wirkstoffspiegel im Blut. Behandlungserfolge treten vor allem dann ein, wenn sich in einer vorausgegangenen Schwangerschaft die Kopfhaare reduzierten.

Auch Vitamine und haarwuchsstimulierende Proteine werden zur Regeneration des Haarbodens verschrieben. Das Spektrum reicht von Vitamin A über Vitamin E und Thiamin zu Cystin und anderen Aminosäuren. Die Einnahme dieser Wirkstoffe in Kapselform schadet nicht, wenn auch ihr Nutzen nach wie vor umstritten ist.

Vorschläge für eine Hormonbehandlung bei Haarausfall

Haarwasser (1 × täglich)	Styptanon Amp. Nr. III Betnovate crinale 60 Eth. dil. ad 120 M. D. S.
1–3 mg Östriol/Tag intravaginal.	

Akne

An der Entstehung der Akne scheinen die Gene nicht unbeteiligt zu sein: Von 200 jungen Frauen, die an Akne litten und bezüglich ihrer Eltern befragt wurden, gaben 121 eine familiäre Häufung von Akne an. Ob eine Disposition zur Überaktivität der Talgdrüsen oder ob eine erhöhte Sensibilität der Haut gegenüber männlichen Hormonen vererbt wird, ist unklar. Sicher ist jedenfalls, daß es bei der Akne zu einer erheblichen

Produktivitätssteigerung in den Talgdrüsen kommt, die von den männlichen Hormonen induziert wird. Nicht immer schafft es der exzessiv vermehrte Talg, durch den Drüsenausgang nach außen zu treten; er staut sich dann in den Drüsen selbst und beginnt sich dort zu zersetzen; die dabei entstehenden Fettsäuren irritieren die umliegenden Hautareale und führen so zu einer deutlich sichtbaren Entzündung. Es scheint verschiedene Formen der Akne zu geben. Hormone können mit Erfolg höchstwahrscheinlich nur bei einer, nämlich der androgen bedingten Akne, eingesetzt werden, wobei sich auch hier die interdisziplinäre Zusammenarbeit mit einem Dermatologen lohnt. Das therapeutische Arsenal des Hautarztes ist ja bei der Akne viel größer und umfaßt zum Beispiel Antibiotika wie Erythromycin, das gegen die entzündliche Komponente der Akne wirksam ist. Aber auch Zink, lokal aufgetragen, sowie die Retinsäure wirken entzündungswidrig. Keratolytisch (= zur Aufweichung der Hornschicht) werden Schwefel sowie Vitamin-A-Säure verwendet.

Der Dermatologe nutzt selbstverständlich auch die Hormone, wenn sie therapeutisch indiziert sind. Zu den verwendeten Substanzen zählt Cyproteronazetat ebenso wie Östrogen in verschiedenen Anwendungsformen. Östrogene scheinen über eine Hemmung der Talgproduktion therapeutisch wirksam zu sein.

8.
Die Migräne

Frauen klagen öfter über Kopfschmerzen als Männer, auch die Migräne ist beim weiblichen Geschlecht häufiger anzutreffen. Selbst die medizinisch nicht versierte Frau kommt durch folgende Beobachtungen auf die Idee, daß Migräne und Hormone in einem Zusammenhang stehen könnten: Während der Schwangerschaft gehen Migräneattacken häufig zurück, werden leichter erträglich oder treten überhaupt nicht mehr auf; auch im Klimakterium bemerkt man bisweilen, daß es Migränepatientinnen bessergeht. Der offenkundige Zusammenhang zwischen Hormonen und Migräne ist allerdings erst teilweise erforscht. Noch immer sind manche Ärzte bei Migränepatientinnen diagnostisch und therapeutisch ratlos. Gerade weil Migräneanfälle in besonderen hormonellen Situationen, wie zum Beispiel Schwangerschaft oder Klimakterium, weitgehend zurückgehen können, sollte der Einfluß von Hormonen bei diesem Leiden nicht bagatellisiert werden.

Die Beschwerden

Nicht immer ist die Migräne leicht gegen normale Kopfschmerzen abzugrenzen. Dem Arzt stehen wenige quantitative und analytische Untersuchungsmethoden zur Verfügung, um eine objektive Diagnose zu stellen. Er ist zunächst auf die genaue Beschreibung der Beschwerden durch die betroffene Frau angewiesen. Daraus kann ein klinisch erfahrener Arzt sich vielfach bereits ein Bild machen, ob die Patientin an gewöhnlichen Kopfschmerzen oder an einer Migräne leidet.

Zu den wichtigsten Erkennungszeichen einer Migräne gehört die Periodizität, mit der die Kopfschmerzen auftreten. Diese können zwischen drei Stunden und zwei Tagen andauern.

Neben der Periodizität der Attacken gestattet oft auch die Lokalisation der Schmerzen eine Unterscheidung: Migräneschmerzen treten überwiegend halbseitig auf, sie bevorzugen eine Kopfhälfte.

Zu diesen charakteristischen Zeichen kommen bei der Migräne häufig Begleitsymptome wie Übelkeit und Erbrechen, Lichtscheu, Benommenheit und Überempfindlichkeit der Kopfhaut. Der Migräneanfall ist mit zahlreichen, heftigen vegetativen Reaktionen verbunden: Gesichtsblässe, Herzrasen, unkontrollierbare Speichelproduktion, Tränenfluß und eine unglaubliche Harnflut nach Ende der Attacke.

Bei der schweren Migräneform, bei der auch die Augen in Mitleidenschaft gezogen sind, klagen die Betroffenen zusätzlich über ein Flimmern vor den Augen, Sehstörungen, ein verkleinertes Gesichtsfeld und Halluzinationen.

Migräneattacken kündigen sich bisweilen in diskreter Form an: Innere Unruhe, Konzentrationsstörungen, Abgeschlagenheit und eine unmotivierte Getriebenheit können dem eigentlichen Anfall Stunden bis Tage vorausgehen.

Die Ursachen

Die Ursachen dieser Erkrankung sind nach wie vor unklar. Ob es möglicherweise tatsächlich eine Migränepersönlichkeit gibt, die sich durch übersteigerten Ehrgeiz, durch Pedanterie und durch Neigung zum Sarkasmus auszeichnet, sei dahingestellt. Die physischen Veränderungen während einer Attacke sind so eklatant, daß somatische Ursachen naheliegen. Störungen des vegetativen Nervensystems, mit denen die Symptome der Migräne erklärt werden können, sind unter Umständen durch im Hirn gebildete Botenstoffe ausgelöst. So werden zur Zeit verschiedene Freisetzungssubstanzen, die unter anderem auch die Ovarialfunktion steuern, als mögliche Auslöser einer Migräneattacke diskutiert.

Damit wäre es auch erklärbar, warum die Migräne in hormonellen Ausnahmesituationen kaum auftritt und warum man mit Hormonen oft eine Besserung oder Heilung erzielen kann.

Die Behandlung

Die herkömmliche Behandlung der Migräne ist allen bekannt, die darunter leiden. Oft helfen schon Allgemeinmaßnahmen, um den Anfall zu mildern: eine möglichst vollständige Abschirmung gegen äußere Reize, vor allem gegen Licht, Ruhe, ein kurzer Schlaf, aber auch physikalische Therapiemaßnahmen, wie kalte Kompressen oder spezielle Kältegels, bewirken bisweilen eine deutliche Linderung der Symptome.

Reichen diese allgemeinen Maßnahmen nicht aus, so wird den betroffenen Patientinnen für den akuten Anfall ein Mittel gegen die Übelkeit empfohlen, ein Antiemetikum, das gleichzeitig antihistaminisch wirkt und die Beschwerden des akuten Anfalls abschwächen kann.

Mit Reizabschirmung, Ruhe und Schlaf sowie mit Medikamenten gegen die Übelkeit ist bei zwei Drittel der betroffenen Frauen ein therapeutischer Erfolg zu erzielen. Ein Drittel der Migränepatienten braucht allerdings Ergotamin, ein gefäßwirksames Mittel, das entweder als Injektion oder als Zäpfchen verordnet werden muß.

Ergotaminabkömmlinge (= Mutterkornalkaloide) sind gegen Migräne sehr wirksam, sie können aber mitunter auch Migränesymptome auslösen oder verstärken. Übelkeit, Erbrechen und Kollapsneigung sind die Nebenwirkungen der Ergotamine.

Wenn sich ein Migräneanfall ankündigt, ist möglichst früh mit dieser genannten konventionellen Behandlung zu beginnen; hat sich nämlich die ganze Kaskade der Symptome erst in Bewegung gesetzt, dann ist der Anfall medikamentös kaum mehr zu beherrschen.

Auch die langfristige Migräneprophylaxe ist sehr empfehlenswert. Dazu gehört in erster Linie die Abstinenz von individuell migräneauslösenden Substanzen, wie zum Beispiel bestimmte Käsesorten, Eiscreme, aber auch Nikotin.

Ob eine vorbeugende Behandlung mit Medikamenten ratsam oder vertretbar ist, wird zur Zeit unterschiedlich beantwortet. Gegen die medikamentöse Prophylaxe spricht, daß viele Patientinnen aus Angst vor den quälenden Migräneschmerzen dazu neigen, zu oft und unbegründet Medikamente (Analgetika) zu schlukken, die ihrerseits den Migränekopfschmerz unterhalten und verstärken können.

Die Vorbeugung mit Hilfe von Medikamenten wird vor allem dann akzeptiert, wenn sich im Rahmen eines Migräneanfalls neurologische Beschwerden manifestieren, die nur langsam wieder verschwinden. In diesen Fällen ist die prophylaktische tägliche Einnahme von Betarezeptorenblockern sicher nicht falsch; die Migräneanfälle können damit reduziert werden. Mittel der zweiten Wahl sind Kalziumantagonisten, die bisweilen allerdings zu einer starken Appetitsteigerung und damit oft zu einer Gewichtszunahme führen.

Der Vollständigkeit halber erwähne ich noch die trizyklischen Antidepressiva, die ebenfalls bei der Migräneprophylaxe mitunter eingesetzt werden, deren Suchtpotential allerdings zu bedenken ist.

Die Rezidivprophylaxe, der bei der Migräne besondere Bedeutung zukommt, kann in geeigneten Fällen langfristig ungefährlicher und vielfach auch wirksamer mit Hormonen durchgeführt werden.

Es waren vor allem zwei Beobachtungen, die uns in der Annahme bestärkten, daß Migränebereitschaft etwas mit den Hormonen zu tun haben muß, auch wenn die Zusammenhänge noch zu klären sind. Einerseits berichten viele betroffene Frauen, daß während einer Schwangerschaft die Migräneattacken auffallenderweise ausblieben. Dieser nicht unwichtige Befund wird leider allzuoft von den behandelnden Ärzten ignoriert. Es gibt jedoch noch einen anderen Hinweis: Frauen, die an sehr starker Migräne leiden, sollten auf die gebräuchlichen Pillen zur Empfängnisverhütung verzichten. Die bei der Migräne auftretenden Veränderungen der Gefäßreaktionen, vor allem in den Kopfgefäßen, könnten durch den Östrogenanteil der »Pille« verstärkt werden, was unter Umständen Thrombosen begünstigt. Deshalb versucht man, Migränepatientinnen Alternativen zur Empfängnisverhütung anzubieten.

Eine solche Alternative ist die „Dreimonatsspritze", eine Depotinjektion von reinem Medroxyprogesteronazetat.

Patientinnen, die sich dieser Behandlung unterzogen, beobachteten verblüfft, daß die Injektion dieses Gelbkörperhormons nicht nur eine Schwangerschaft so sicher verhütete, wie dies bei der Pille der Fall ist, sondern auch die Schwere und Häufigkeit der Migräneattacken deutlich reduzierte.

Aus der empirischen Erkenntnis, daß sowohl unter der Dreimonatsspritze wie auch während der Schwangerschaft die Migräneattacken abnehmen – also immer wenn die Frau über hohe Mengen an Gelbkörperhormonen verfügt –, wurde das Konzept der Migränebehandlung durch Progesteron entwickelt.

Die Behandlung der weiblichen Migräne mit einem injizierbaren Gelbkörperhormon erscheint mir vor allem deshalb vertretbar, weil das Medroxyprogesteron eine sehr gut verträgliche, nebenwirkungsarme Substanz ist, die dem weiblichen Körper keinen Schaden zufügt. Oral zugefügtes Progesteron wird von der Magensäure rasch inaktiviert; daher hat diese Darreichungsform eine geringere und weniger zuverlässige Wirkung als eine Injektion. Folglich haben die oralen Gelbkörperpräparate in der Vergangenheit die in sie gesetzten Erwartungen nicht erfüllt. Anders verhält es sich mit der Injektion: Sie umgeht Magen, Darm und

Leber; das Gelbkörperhormon wird aus dem Muskelgewebe absorbiert und kann seine Wirkung ungehindert entfalten.

Zur Migränebehandlung kann das Gelbkörperhormon unabhängig vom Zyklus in einer Dosierung von 150 Milligramm in den Gesäßmuskel injiziert werden. Wenn sich danach die Migräneattacken nicht innerhalb von vierzehn Tagen eindeutig bessern, wird die Gelbkörperzufuhr ein zweites Mal oder auch ein drittes Mal vorgenommen.

Nach unseren Erfahrungen tritt bei mehr als achtzig Prozent der behandelten Frauen eine auffallende Linderung ein, teilweise verschwinden die Migräneattakken sogar völlig.

Das Gelbkörperhormon ist ungefährlich und wird bei anderen Erkrankungen in wesentlich höheren Tagesdosen verordnet. Allerdings hat diese Behandlung eine Nebenwirkung, über die man die Patientin vorher gründlich informieren muß: Bei einem Teil der behandelten Frauen treten Zwischenblutungen auf, die in den ersten Monaten schwer in den Griff zu bekommen sind. Diese Blutungen sind an sich völlig problemlos, sie machen keine abklärende Kürettage notwendig, da ihre Ursache bekannt ist. Allerdings stören oder ängstigen sie mitunter die betroffene Frau. Deswegen wird der Arzt vor einer derartigen Behandlung mit der Patientin abwägen, ob sie diese Zwischenblutungen in Kauf nimmt, um von der Migräne befreit zu werden. Nach unseren Erfahrungen wird die mögliche Zwischenblutung vor allem von jenen Frauen akzeptiert, die bereits alles ausprobiert haben, ohne jedoch die furchtbaren Kopfschmerzen lindern zu können.

Wie schon gesagt, treten Zwischenblutungen keineswegs bei allen behandelten Patientinnen auf; viele menstruieren völlig normal weiter, während bei anderen – vor allem klimakterischen Frauen – nach einigen Monaten die Monatsblutung vollständig aufhört. Auch die Zwischenblutungen, die für die wenigsten Frauen tatsächlich lästig sind, verschwinden nach drei bis vier Monaten. Übrigens können die Zwischenblutungen vielfach durch ergänzende Östrogengaben beherrscht werden.

Warum das Gelbkörperhormon die Migräne bessert, ist unklar. Es wird eine Entkrampfung der Gefäßmuskulatur diskutiert. Wahrscheinlich erfolgt auch eine Dämpfung der im Gehirn gebildeten Wirkstoffe; diese regulieren nicht nur die Ovarialfunktion, sondern sind ebenfalls an zahlreichen psychischen Prozessen beteiligt, und es spricht einiges dafür, daß diese Substanzen den Migräneanfall auslösen könnten.

Das Medroxyprogesteronazetat hemmt die Hirnanhangsdrüse und wahrscheinlich auch übergeordnete Neurotransmitter. In der Folge hört auch der Eierstock auf, Östrogene zu produzieren, was freilich das Wohlbefinden der Frau sehr beeinträchtigen kann. Symptome dieses Östrogenmangels sind zum Beispiel depressive Verstimmtheit, vor allem aber eine trockene Scheide sowie eine überempfindliche Haut. Sie sind leicht zu beseitigen, indem man den therapeutisch herbeigeführten Östrogenmangel durch die Verabreichung eines natürlichen Östrogens kompensiert. Um die gelegentlichen Nachteile einer oralen Einnahme von vornherein auszuschließen, ist die Östrogenzufuhr durch die Haut zu bevorzugen. Migränepatientinnen, die infolge der Dreimonatsspritze an einem relativen Östrogenmangel leiden, erhalten einmal wöchenlich ein Östrogenpflaster (zum Beispiel Estraderm TTS): Über die Haut wird so dem weiblichen Organismus eine Östrogenmenge zugeführt, die ausreicht, um die Mangelerscheinungen zu beseitigen. Die eiserne Regel, daß jedes Östrogen mit einem Gelbkörperhormon kombiniert sein muß, wird auch bei dieser Darreichungsform erfüllt: Durch die vorangegangene Medroxyprogesteronspritze sind die Milchgänge der Brust, vor allem aber die Schleimhaut der Gebärmutter so ruhiggestellt, daß die transdermal zugeführten Östrogene die hormonabhängigen Organe der Frau nicht über Gebühr belasten.

Die Gewichtszunahme im Klimakterium kann Zeichen eines Östrogenmangels, aber auch eines Östrogenüberschusses sein. Durch die Dreimonatsspritze entsteht vielfach ein relativer Östrogenmangel, die Waage zeigt zwei bis drei Kilogramm mehr an, was mit dieser Form der Östrogentherapie beseitigt werden kann.

Falls der durch die Gelbkörpertherapie der Migräne ausgelöste Östrogenmangel nur lokale Beschwerden, zum Beispiel in der Scheide oder an der Haut, bewirkt, ist eine örtliche Östrogenbehandlung möglich. Östriol gibt es als Zäpfchen, die in die Scheide eingeführt werden und binnen zwei bis drei Wochen die normale Funktion der Vaginalschleimhaut wiederherstellen. Östrogenhaltige Creme, zum Beispiel Ovestin, kann am äußeren Genitale, aber auch auf andere behandlungsbedürftige Hautregionen aufgetragen werden.

Sowohl das über die Haut zugeführte Östradiol wie auch das Östriol sind natürliche Östrogene, die auf die Migräne keinen Einfluß ausüben. Daher sind diese Hormone geeignet, die unerwünschten Begleiterscheinungen der Migränebehandlung mit Medroxyprogesteron zu unterdrücken.

Die Anzahl der Gelbkörperinjektionen bestimmt die Frau selbst; denn sie fühlt am besten, wann eine weitere Spritze notwendig wird. Nach unseren Erfahrungen ist das alle sechs bis zwölf Wochen der Fall. Allerdings gibt es auch Frauen, bei denen aufgrund dieser Behandlung die Migräneattacken vollkommen aufhören. Diese Frauen sind durch das Gelbkörperhormon geheilt. Meistens ist es jedoch notwendig, bis in die Wechseljahre hinein mit Medroxyprogesteron zu behandeln. Mit beginnendem Klimakterium nehmen bekanntlich die Migräneattacken ab. Sollte dies nicht der Fall sein, kann man auch nach den Wechseljahren das Gelbkörperhormon verwenden.

Hormonbehandlung der Migräne

150 mg Medroxyprogesteron intramuskulär, je nach Bedarf (zwischen 2 Wochen und 3 Monaten).

Zusätzlich je nach Bedarf:
- 0,5 mg Östriol/Tag intravaginal
- 50 mg Östradiolpflaster
einmal pro Woche.

9.

Hormone verhindern die Verkalkung der Blutgefäße

Das Altern des Menschen hat vielerlei Ursachen: Wahrscheinlich ist es schon im Bauplan der Zellen vorprogrammiert. Möglicherweise wird es gefördert durch die Ansammlung von Abbauprodukten im Körper, die nicht ausreichend abtransportiert werden können, sich ansammeln und die Zellen ersticken.

Die großen Städte und die alten Kulturen entstanden entlang großer Flüsse oder an den Küsten des Meeres; denn das Wasser erleichterte die Kommunikation über weite Entfernungen. Es stellte ein natürliches Kanalsystem dar, das Unrat und Fäkalien hinwegspülte und darüber hinaus den Pflanzen, den Tieren und letzten Endes auch den Menschen das zum Leben notwendige Wasser spendete.

Auch der Säugetierkörper ist von Wasserstraßen durchzogen, die jede Zelle umspülen, sie entsorgen und mit Nährstoffen beliefern. Verstopft sich dieses aus Lymph- und Blutgefäßen bestehende Berieselungssystem, so brechen die Zellen zusammen, ihre Leistung wird gemindert oder blockiert, und das Altern beginnt. Deshalb gehört vor allem das Blutgefäßsystem zu den wichtigsten anatomischen Strukturen des Menschen. Schäden an diesem System gefährden Gesundheit und Jugend des Körpers.

Die Östrogene und damit auch die Ovarien zählen zu den Vitalitätsspendern der Venen und der Arterien. Frauen zwischen dem 40. und 65. Lebensjahr erleiden fünfmal seltener einen Herzinfarkt als ihre männlichen Altersgenossen. Eine der Ursachen dieses Phänomens sind die weiblichen Sexualhormone, die der männliche Organismus nur in geringen Mengen zu bilden vermag und die bei der gesunden geschlechtsreifen Frau das Gefäßsystem schützen. Fehlt der Schutzfaktor, weil die Wechseljahre frühzeitig, vor dem 45. Lebensjahr, einsetzen, so gefährdet dieser Mangel die Frau im besonderen Maße: Viermal so häufig tritt ein Herzinfarkt auf, wenn die Östrogene bereits im vierten Lebensjahrzehnt versiegen.

Bei jeder fünften Frau, die unter klimakterischen Beschwerden leidet, zeigt das Elektrokardiogramm (EKG) eine verminderte Durchblutung des Herzens; dazu können sich erhöhte Blutdruckwerte und Blutdruckschwankungen gesellen, von denen man nur vermutet, daß sie hormonell bedingt sind.

Je früher die Menopause eintritt, um so größer ist das Risiko einer Frau, einen Herzinfarkt zu erleiden. Dabei verhält es sich ähnlich wie bei der Knochenerweichung, der Osteoporose: Die tägliche Erfahrung, aber auch statistische Untersuchungen belegen den Zusammenhang zwischen Arteriosklerose (Verkalkung), Gefäßerkrankungen und Östrogenmangel.

Eine befriedigende Erklärung, warum dies so ist, liegt zur Zeit noch nicht vor; sicher spielen dabei die Blutfette eine gewisse Rolle. Unter diesen sogenannten Lipoproteinen gibt es bestimmte Gruppen, es sind die Lipoproteine hoher Dichte (= HDL), die das gefäßschädigende Cholesterin binden, in die Leber transportieren und dort inaktivieren. Die Aktivität, aber auch die Menge dieses Schutzfaktors hängt vom Östrogen ab: Fehlt es, zum Beispiel im Klimakterium, so sinken jene Blutfette, die das Cholesterin unschädlich machen.

Hormone und Blutfette

Auf einen Östrogenmangel wird der Arzt bisweilen durch den Cholesterinspiegel aufmerksam gemacht. Manchmal steigt das Cholesterin plötzlich an, ohne daß die betroffene Frau ihre Ernährungsgewohnheiten geändert hat oder beim Essen permanent schwere Sünden begeht. Ratlos hat die Patientin den Befund in der Hand und kann sich nicht erklären, warum dieser Risikofaktor ausgerechnet bei ihr auf einmal aktuell ist. Ratlos sind auch noch die Ärzte, die nicht glauben können, daß zwischen Sexualhormon und Cholesterin ein Zusammenhang besteht. Wenn tatsächlich ein Östrogenmangel besteht, lohnt es sich, die therapeutische Probe aufs Exempel zu machen: Wird der Östrogenspiegel medikamentös normalisiert, sinkt auch das im Blut kreisende Cholesterin wieder ab. Östrogene können in der Jugend genauso fehlen wie in späteren Jahren, ihre Normalisierung ist für alle Frauen, die ihre Blutgefäße fithalten möchten, notwendig.

Vieles wurde bereits unternommen, um in der Bevölkerung das Bewußtsein für gesunde Blutgefäße zu wekken: Fettarme Ernährung, regelmäßige und ausreichende körperliche Aktivität sowie eine Reduktion von Übergewicht sind allgemein anerkannte und seit langem propagierte Vorsorgemaßnahmen gegen Kreislauferkrankungen. In Zukunft wird man bei den Frauen auch die Kontrolle und gegebenenfalls Normalisierung des Östrogenmangels dazuzählen müssen.

Um Mißverständisse zu vermeiden, muß zwischen zwei Östrogenarten differenziert werden, nämlich dem in hormonellen Verhütungsmitteln (»Pille«) enthaltenen künstlichen Ethinylöstradiol und dem vom Eierstock gebildeten natürlichen Östradiol. Die beiden Substanzen unterscheiden sich strukturell nur durch eine sogenannte Ethinyl-Gruppe, die allerdings die Östrogenwirkung derart verstärkt, daß dadurch nicht nur die Ovarialfunktion vollkommen unterdrückt wird – was ja gewünscht ist, da man dadurch eine Empfängnisverhütung bewirkt. Auf der anderen Seite belastet dieses stark wirkende Östrogen eine Reihe körpereigener Systeme, die von der gesunden Frau jedoch toleriert werden: Der Blutdruck steigt geringfügig an. Vor allem neigen aus noch unbekannten Gründen die Gefäßwände durch das Pillenöstrogen zu Thrombosen, wenn die betroffene Frau an sich schon einen Risikofall darstellt, wenn sie raucht, übergewichtig ist, ein Leberleiden oder Krampfadern hat. Das Ethinylöstradiol ist unter diesen Umständen für den Körper eine Belastung.

Anders ist es jedoch, wenn nicht Ethinylöstradiol, sondern natürliches Östrogen dem Organismus zugeführt wird, wie es als Östradiol während der fortpflanzungsfähigen Lebensphase von den Eierstöcken freigesetzt wird. In dieser Form belastet das weibliche Hormon nicht nur nicht den Organismus der Frau, sondern schützt ihn und wird vor allem dann benötigt, wenn die bereits genannten Risikofaktoren die Gesundheit zusätzlich gefährden. Raucherinnen sind in besonderem

Maß auf das natürliche Östrogen angewiesen. Bei Frauen, die vom Nikotinabusus nicht loskommen und gleichzeitig an einem Östrogenmangel leiden, potenziert das Laster den Hormonmangel. Natürliche Östrogene halten die gefährlichen Wirkungen des Nikotins auf das Gefäßsystem in Schach. Für Raucherinnen ist es besonders wichtig, daß ihre Eierstöcke aktiviert sind und noch ausreichend Östrogene bilden.

Die Regelmäßigkeit der Menstruationsblutung ist für Patientin und Arzt eine Erstinformation, die anzeigt, ob dem Körper genügend Östrogene zur Verfügung stehen. Wird der weibliche Menstruationszyklus unregelmäßig oder bleibt die Menstruationsblutung vollkommen aus, so ist auch bei jungen Patientinnen zu klären, ob diese Störungen auf einem Östrogenmangel beruhen. Einen vorübergehenden Mangel wird die Frau verkraften. Dagegen sind bei chronischem Defizit ergänzende Östrogengaben ratsam.

Die Arteriosklerose ist in den Industrieländern die häufigste Todesursache. In den Vereinigten Staaten stirbt die Hälfte der Bevölkerung an den Folgen einer Arterienverkalkung, die sich durch eine allmähliche Anlagerung von Cholesterin in den Gefäßwänden entwickelt und bis zum Schlaganfall bzw. zum Herzinfarkt führt.

Neben Rauchen, Bluthochdruck, Zuckerkrankheit, Übergewicht und anderen Risikofaktoren kann auch ein Östrogenmangel die Ursache von schweren Gefäßerkrankungen darstellen. Dadurch altert nicht nur der Körper vorzeitig, sondern er erleidet auch irreversible gesundheitliche Schäden.

Blutfettwerte, bei denen eine Hormonbehandlung sinnvoll ist

LDL Cholesterin: über 150 mg/dl
HDL Cholesterin: unter 45 mg/dl

Behandlungsbeispiel:
2 mg Östradiol-Valerat/Tag
400 mg Progesteron als Scheidenzäpfchen während 14 Tagen pro Monat (2. Zyklushälfte).

Hormone und Blutdruck

Zahlreiche Veränderungen in unserem Körper können einen hohen Blutdruck bewirken; auch bei dieser teuren Volkskrankheit sind Hormone beteiligt, wie Beobachtungen bestätigen: Frauen mit einem normalen Östrogenspiegel leiden nicht so oft an hohem Blutdruck wie Patientinnen, denen dieses Hormon fehlt.

Man muß sich freilich vor zu großen Vereinfachungen hüten. Nicht alles ist durch Hormone bedingt; fällt allerdings das Auftreten des hohen Blutdrucks mit unregelmäßigen Blutungen oder anderen Zeichen eines Östrogenmangels zusammen, so läßt sich der Verdacht nicht von der Hand weisen, daß die Blutdruckregulation hormonell gestört ist.

Neben einer Senkung des Kochsalzverbrauchs kann eine vorsichtige Behandlung mit natürlichem Östradiol vielfach den labilen Hochdruck wieder stabilisieren. Da jedoch manche Östrogene den Blutdruck eher verstärken und überdies der weibliche Körper individuell reagiert, entscheiden letztlich kurzfristige Kontrollen darüber, ob bei Östrogenmangel ein erhöhter Blutdruck durch eine Zufuhr des Hormons normalisiert werden kann.

Bei der Hypercholesterinämie oder bei hohem Blutdruck muß die Östrogentherapie so durchgeführt werden, wie die Natur selbst arbeitet: Die Östrogengaben werden durch die Zufuhr von Gelbkörperhormon ergänzt. Ein gut funktionierender Eierstock bildet ja ebenfalls in der ersten Zyklushälfte Östradiol, während nach dem Eisprung die zweite Zyklushälfte durch Progesteron, das Gelbkörperhormon, dominiert wird. Dieses neutralisiert die Wirkung der Östrogene, mindert aber unter Umständen den positiven Einfluß auf die Blutfette. Aus diesem Grund sollten Progesteronabkömmlinge vorgezogen werden. Sie sind lipidneutral und lassen die Blutfette in Ruhe.

Hormone und Herzstolpern

Beginnt das Herz unregelmäßig zu schlagen, so werden die Betroffenen mit Recht davon beunruhigt. Oft verbindet sich damit ein unklarer Druck im Hals und über der Brust, der den Patienten den Eindruck vermittelt, schwer herzkrank zu sein.

Selbstverständlich ist in jedem Fall eine genaue kardiologische Abklärung unumgänglich. Finden allerdings die Internisten keinen Hinweis auf eine Erkrankung am Herzen und traten die Beschwerden erstmals im Klimakterium auf, so kann auch darin eine Hormonmangelerscheinung erblickt werden.

Dies kann der betroffenen Frau viele belastende Untersuchungen, aber auch eine unnötige Therapie mit Betablockern ersparen.

Noch vor Jahren hätte niemand vermutet, daß ein Zusammenhang zwischen Herz und Hormonen existiert. Obwohl man in der Zwischenzeit weiß, daß das Herz in der Lage ist, Hormone selbst herzustellen, führt der Behandlungserfolg den eigentlichen Beweis für einen solchen Zusammenhang. Schon geringe Östrogendosen können die beunruhigende Herzsymptomatik beseitigen; Gelbkörperhormone wirken beruhigend und leicht ausschwemmend.

Auch beim Herzen zeigt sich also der interdisziplinäre Aspekt der Hormone und legt die Zusammenarbeit zwischen Kardiologen und Endokrinologen nahe.

10.

Hormone und die Leiden der weiblichen Harnblase

Manchen Frauen bereitet die Harnblase große Probleme, sie fühlen sich von diesem Hohlorgan geradezu tyrannisiert: In den unpassendsten Situationen verspüren die Geplagten von einem Moment auf den anderen einen zwingenden Harndrang, den sie nicht beherrschen können. Bisweilen sind diese Frauen außerstande, ihren Blasenschließmuskel willkürlich zusammenzuziehen und den Urin zurückzuhalten. Derartige unwillkürlichen, peinlichen Harnabgänge stellen ein schweres soziales Handikap dar und belasten die Betroffenen in hohem Maße.

Diskrete Hinweise, daß die Blase hormonell beeinflußt wird, gibt es schon lange: Ein zuvor ungewohnter Harndrang setzt zum Beispiel in der Frühschwangerschaft ein und gehört neben Übelkeit und Erbrechen zu den häufigen Begleiterscheinungen einer Gravidität (= Schwangerschaft). Die Umstellung des Hormonhaushaltes, die ja mit den ersten Tagen einer Schwangerschaft beginnt, wirkt sich auch auf die Blase aus. Eine Frühschwangere muß oft nicht nur mehrmals am Tag, sondern bisweilen sogar stündlich, auch in der Nacht, die Toilette aufsuchen.

Die Seele hat vielerlei Ausdrucksmöglichkeiten im menschlichen Körper. Sie spiegelt sich nicht nur in den

Augen des Menschen, sie hinterläßt vielmehr auch an anderen Körperteilen eindeutige Spuren. Vor allem das Erröten oder Erbleichen läßt auf seelische Bewegungen schließen; aber auch am Herzen, im übrigen Kreislaufsystem, ja selbst an den Haaren kann man mitunter psychische Veränderungen verfolgen. Zur Blase hat die Seele ebenfalls eine besondere Affinität, und dabei spielen außer den Nerven die Hormone eine wichtige Rolle. Scheide und Blase liegen bei der Frau einerseits anatomisch eng benachbart, andererseits stammen sie aus der gleichen embryonalen Anlage: Beide Organe entwickeln sich während der Schwangerschaft aus demselben Gewebe und leugnen auch später nicht ihren gemeinsamen Ursprung. Die Zellen der Scheide sprechen ebenso wie das Gewebe der Blase und der Harnröhre auf bestimmte Hormone an. Fehlen einer Frau die normalerweise in den Eierstöcken gebildeten Östrogene, so reagieren Scheide, Blase und Harnröhre mit Mangelsymptomen. Sie schrumpfen, altern lange vor der Zeit und erfüllen nur mühsam und unzulänglich ihre Aufgaben.

Scheide und Blase liegen geschützt im Körperinneren. An den Schleimhäuten dieser Organe könnte man theoretisch das Wirken der Östrogene beobachten. Diese Möglichkeit wird an der Scheide tatsächlich auch diagnostisch genützt. Als es noch keine biochemischen Verfahren gab, um die Hormone im Blut zu bestimmen, untersuchten die Frauenärzte Proben der Scheidenschleimhaut mikroskopisch und konnten aus dem Zustand der Gewebezellen auf den Östrogenspiegel schließen. Ebenso empfindlich reagiert auch die Harnblase auf Schwankungen der weiblichen Hormone. Die Blase ist einer endokrinen Waage vergleichbar. Bei einem Überschuß, aber auch bei einem Defizit an Östrogenen schlägt das Zünglein dieser Waage nach der einen oder anderen Seite aus.

In diesem Punkt bestehen übrigens deutliche Unterschiede zwischen dem männlichen und weiblichen Geschlecht. Während die Keimdrüsen des Mannes tagtäglich im großen und ganzen gleiche Hormonmengen produzieren, unterliegt die Bildung der weiblichen Hormone zyklischen Schwankungen. Die typischen Zu- und Abnahmen der Östrogen- und Gestagenkonzentrationen im Verlauf des weiblichen Zyklus wurden bereits ausführlich erläutert. Parallel zu diesen Hormonschwankungen verändern sich auch die Zellen in Scheide und Blase: In den ersten vierzehn Tagen wird die Schleimhaut in beiden Organen dicker, sie ist besser durchblutet und erscheint schon dem bloßen Auge als saftiges Gewebestück. In der zweiten, östrogenärmeren Hälfte des Menstruationszyklus hingegen werden die Zellschichten dünner und flacher und sind nicht mehr so gut durchblutet. Manchmal spürt dies auch die Frau. Ihr fällt auf, daß sie in der Zeit nach der Menstruation bis zum Eisprung öfter eine Toilette aufsuchen muß als zwischen Eisprung und Periode. Die besser durchblutete, prallere Blasenschleimhaut reagiert schneller als die abgeflachte auf den Füllungsdruck in der Harnblase und löst deswegen auch eher einen Harndrang aus. Der Harndrang schwangerer Frauen beruht auf demselben Prinzip. Vom Beginn der Schwangerschaft steigt der Östrogenspiegel stark an. Infolgedessen werden Scheide und Blase besser durchblutet, die Blasenhaut ist saftig und reagiert empfindlicher. Gelegentlich berichten Frauen verschämt, sie bekämen unmittelbar nach dem Orgasmus einen so heftigen Urindrang, daß sie akut die Blase entleeren müßten. Dies kann die sexuellen Gefühle enorm beeinträchtigen. Auch dieses Phänomen beruht auf der erhöhten Reaktionsbereitschaft der Blase. Einerseits fördern sexuelle Freuden die genitale Durchblutung, andererseits fluten damit auch höhere Östrogenmengen an. Sie steigern den Muskeltonus und die Reaktionsbereitschaft des Hohlorgans.

Ähnliches war auch bei den ersten stark östrogenbetonten Ovulationshemmern zu beobachten: Sie erhöhten nicht nur die Reaktionsbereitschaft der Blasennerven, sondern lockerten über eine Wassereinlagerung das Blasengewebe unmittelbar auf, und diese Durchsaftung begünstigte Infektionen der Harnwege. Unter den östrogenstarken Pillen traten Blasenentzündungen häufiger auf. Während einer Schwangerschaft können östrogenbedingte Entzündungen der Scheide von einer Blasenentzündung begleitet sein.

Dem Einfluß der Hormonschwankungen unterliegt indirekt auch die Blasenmuskulatur, deren Kontraktion – unterstützt durch die Anspannung der Bauchmuskeln (»Bauchpresse«) – den Harn aus dem Hohlorgan durch die Harnröhre nach außen befördert. Die muskulöse Blasenwand wird durch die angesammelte Harnmenge gedehnt. Normalerweise löst bereits eine Füllungsmenge von 125 Milliliter einen leichten Harndrang aus. Bei einer Füllung von 350 Milliliter beginnt der Blasenmuskel, sich zu kontrahieren. Gleichzeitig wird der äußere Blasenschließmuskel entspannt, so daß der Urin über die Harnröhre abfließen kann.

Selbstverständlich ist der östrogenbedingte Drang zu häufigen Blasenentleerungen für die betroffene Frau lästig. Weitaus unangenehmer jedoch sind Beschwerden, die durch einen Mangel an Östrogenen im Bereich der Scheide, der Blase und der Harnröhre hervorgerufen werden.

Die östrogenarme Blase

Gesunde Organfunktionen setzen ein optimales Wechselspiel zwischen den Hormonen und den Organen voraus. Die Funktionstüchtigkeit von Scheide und Blase ist nur dann gewährleistet, wenn in diesen Geweben ständig eine angemessene Östrogenkonzentration herrscht, ob mit gesteigertem Harndrang oder ohne. Auch wenn das Schutzhormon für Blase und Scheide fehlt, kommt es zu häufigerem Harndrang, allerdings aus anderen Ursachen: Die Blasenschleimhaut degeneriert, sie wird fleckig, dünn und überempfindlich gegen jede Belastung, auch gegen Urin. Selbst ohne bakterielle Infektion treten bei Östrogenmangel der Blase die charakteristischen Beschwerden einer Entzündung auf: brennende Schmerzen, vor allem gegen Ende der Blasenentleerung, Unterbauchschmerzen, Krämpfe und das zwanghafte Gefühl, die Toilette aufsuchen zu müssen.

Die infolge Östrogenmangels degenerierte Schleimhaut der Blase und der Harnröhre ist besonders infektionsanfällig. Über die kurze weibliche Harnröhre können krankmachende Keime besonders leicht eindringen und zum Blasengewebe aufsteigen. Oft sind solche Blasenentzündungen durch Schmierinfektionen vom After her verursacht (falsche oder mangelhafte Hygiene). Zwar können Bakterien durch Antibiotika unschädlich gemacht werden; der Boden jedoch, auf dem sich Krankheitserreger ausbreiten und vermehren können, bleibt unverändert, solange der Östrogenmangel nicht kompensiert wird. Bei chronischen Entzündungen von Blase und Harnröhre sollte daher die Hormonsituation geklärt werden.

Die östrogenarme Scheide

Noch anfälliger als die Harnblase ist die aus der gleichen embryonalen Anlage stammende Vagina. Der Eingang zur Scheide ist deutlich weiter, ihr Durchmesser größer als der der Harnröhre, und durch ihre biologische Funktion ist sie stärker infektions- und entzündungsgefährdet. Dieses Risiko nimmt wie bei der Harnblase unter Östrogenmangel zu. Die östrogenarme Scheidenschleimhaut trocknet aus: Die Epithelzellen schrumpfen, und bei chronischem Östrogendefizit wird die Auskleidung der Scheide dünn und brüchig wie altes Pergament. Auch ohne daß eine bakterielle Entzündung vorliegt, verursacht dieser Zustand mehr oder weniger massive Beschwerden, wobei Jucken und Brennen noch die harmloseren sind. Wenn die betroffene Frau auch noch abstinent lebt, kann die Scheide förmlich verkleben, so daß der Östrogenmangel, bleibt er unbehandelt, schließlich das Organ zerstört. Ist die Frau hingegen sexuell aktiv, verursacht das Östrogendefizit möglicherweise so starke Beschwerden, daß die sexuelle Vereinigung zur Qual wird; selbst Gleitmittel können der Frau die Schmerzen nicht nehmen. Postkoital treten Blutungen auf, die durch viele kleine Verletzungen der spröde gewordenen Scheidenschleimhaut ausgelöst sind. Diese Symptome beunruhigen natürlich die Frau und mindern die Lust auf Sex ganz beträchtlich. Eine aufgerauhte, blutende Scheide, deren Epithelzellen ihre Widerstandskräfte eingebüßt haben, ist den auch beim Geschlechtsverkehr anwesenden Bakterien hilflos ausgeliefert. Scheidenentzündungen treten bevorzugt bei Frauen auf, die an einem Östrogenmangel leiden. Hier gilt das gleiche wie bei der Harnblase: Bei wiederkehrenden und chronischen Entzündungen ohne erkennbare andere Ursache muß geklärt werden, ob dem Leiden ein Mangel an weiblichen Hormonen zugrunde liegt.

Unwillkürlicher Harnabgang: Ursachen und Behandlung

Blase und Scheide sind nicht nur den gleichen hormonellen Einflüssen unterworfen, sie hängen auch anatomisch und funktionell eng zusammen. Durch Anstrengungen, nach Geburten, aber auch im Rahmen der mit den Jahren nachlassenden Gewebselastizität beginnt sich bisweilen bei Frauen die Scheide zu senken und zieht dabei die ihr benachbarte Blase mit. Die unangenehmen Folgen dieser Veränderungen sind hinlänglich bekannt: weit über die Norm hinausgehende, häufige und schmerzhafte Entleerungen der Harnblase und vor allem unwillkürliche Harnabgänge, die für die betroffene Frau eine ungeheure seelische und körperliche Belastung bedeuten. Diese sogenannte Inkontinenz bemerkt die Frau zunächst beim Husten, Lachen und Niesen. Die Unterhose wird feucht, weil mit dem unwillkürlichen Druck des Zwerchfells auf den Bauchraum einige Harntropfen durch die Blasenabsperrung gepreßt werden. Diese leichteste Form des Harnverlustes wird mit dem Schweregrad I bezeichnet. Eine Inkontinenz zweiten Grades liegt vor, wenn bereits beim Treppensteigen, beim Heben und beim Springen ungewollt Urin abgeht. Treten die unwillkürlichen Harnverluste ohne körperliche Belastung im Stehen und sogar im Liegen auf, dann spricht man von einer Inkontinenz dritten Grades. Diese ist mit einem normalen gesellschaftlichen Leben nur schwer zu vereinbaren. Zwar kann die Harninkontinenz funktionell (auch psychisch) oder neurologisch bedingt sein, doch handelt es sich – vor allem bei alternden Frauen – häufiger um eine anatomische Form dieser Störung: Durch die Scheidensenkung verschiebt sich die Lage der Blase, und mit dem Blasengewebe wird auch der Schließmuskel schlaff und funktionsuntüchtig.

Wenn es auch überwiegend eine Schwäche des Stütz- und Halteapparates ist, die den Verschlußmechanismus defekt werden läßt, spielen dabei aber doch Hormone eine Rolle. Nicht nur die Schleimhäute der Scheide, Blase und Harnröhre, die Haut des Gesichts und der Körperoberfläche bleiben durch den Einfluß der Östrogene intakt und leistungsfähig, sondern auch die Halte- und Stützelemente, die für die richtige Lage der Sexualorgane und der Blase im Becken sorgen. Östrogene gewährleisten die Elastizität der Bänder und Faszien, der Muskelschichten des Beckenbodens und sogar des Fettgewebes. Eine geringgradige Senkung läßt sich durch Östrogengaben günstig beeinflussen, teilweise sogar beheben.

Die Harnröhre der Frau ist nur zirka drei bis fünf Zentimeter lang und erleichtert daher krankmachenden

Keimen das Eindringen in die Blase und die höher gelegenen Teile des Harnapparates. Der Blasenverschluß ist durch schlingenförmige Muskelfasern um die Harnröhre zusätzlich gesichert. Außerdem befinden sich unter der Harnröhrenschleimhaut schwellkörperähnliche Venengeflechte, die bei gutem Füllungszustand die Harnröhrenwände gegeneinanderdrücken und dadurch den Blasenverschluß verbessern. Dieser Verschlußmechanismus braucht Östrogen, um funktionstüchtig zu bleiben. Chronischer Östrogenmangel fördert nicht allein die Insuffizienz des Stütz- und Halteapparates, sondern bewirkt auch, daß neben der Schleimhaut die Venengeflechte um die Harnröhre schrumpfen, was ebenfalls den soliden Verschluß der Blase schwächt.

Wie bereits erwähnt, gibt es auch psychogene und neurogene Formen der Harninkontinenz. Bei diesen wird der Harnverlust nicht durch Husten, Niesen, Stiegensteigen oder Heben ausgelöst. Vielmehr liegt dem unwillkürlichen Urinabgang eine Störung der Blasennerven zugrunde. Die betroffene Frau spürt, kurz bevor sie die rettende Toilette erreicht, einen so heftigen Druck auf die Blase, daß nicht einmal das Zusammenpressen der Beine sie vor Unheil bewahren kann und ein spontaner Harnabgang erfolgt. In diesen Fällen hat die gestörte Innervation des Hohlorgans eine übermäßige Aktivität der Blasenmuskulatur zur Folge, ohne daß anatomische Anomalien der Gebärmutter, Scheide oder Harnblase vorliegen.

Die verschiedenen Formen der Harninkontinenz müssen auseinandergehalten werden, da sie unterschiedlicher Behandlung bedürfen. Während die anatomisch bedingte Inkontinenz oft operativ behoben werden kann, muß bei der neurogenen Inkontinenz in erster Linie die Nervenstörung behandelt werden, wobei Östrogene unterstützend wirken können. Bei der »Dranginkontinenz«, bei der unkoordiniert Impulse entstehen, das Hohlorgan irritieren und eine plötzliche Dauerkontraktion auslösen, ist der Behandlungserfolg mit Östrogenen beeindruckend. Anscheinend beruhigen Östrogene die Nerven der Blase.

Östrogenmangelerscheinungen an der Blase sind in jeder Altersgruppe zu finden. So manche junge Frau hat einen normalen Östrogenspiegel und leidet trotzdem an Symptomen, die für einen Hormonmangel typisch sind. Die Erklärung ist einfach: Bei manchen Frauen sind Blasen- und Scheidengewebe weniger östrogenempfindlich als beim Durchschnitt. Der resultierende örtliche Östrogenmangel bei normalem Blutspiegel kann durch eine lokale Hormonanwendung kompensiert oder beseitigt werden.

Von den drei wichtigsten natürlichen Östrogenen ist zwar das Östradiol biologisch am aktivsten, doch hat das sonst schwächer wirkende Östriol einen ausgeprägten Effekt auf die Scheidenregion. Östriol vermehrt die Fasern des Bindegewebes, erhöht die Elastizität von Sehnen und Muskeln und macht vor allem die Oberfläche der Schleimhaut (und der Haut) widerstandsfähig und stark. Wegen der verschiedenen Anwendungsbereiche des Östriols hat die pharmazeutische Industrie drei Darreichungsformen entwickelt: Salbe/Creme, Tabletten und Scheidenzäpfchen. Vor allem die Zäpfchen garantieren eine gute Absorption in Scheide, Blase und Bindegewebe. Das Östriol, als Scheidenzäpfchen verpackt, wirkt im verborgenen. Es strömt von der Scheide in die Blase, stärkt das Gewebe und beseitigt nicht nur sehr bald chronische Schmerzen, sondern verhindert vor allem die ständigen Infektionen, die manche Frauen rund um das Jahr plagen. Die Zäpfchen enthalten jeweils ein halbes Milligramm Östriol und wirken oft Wunder. Schon nach zweiwöchiger allabendlicher Behandlung beobachten die betroffenen Frauen, daß die Scheide »wie neu« ist: Der Geschlechtsverkehr tut nicht mehr so weh, weil die Scheidenschleimhaut wieder feucht wird, das männliche Glied kann ungehindert eindringen. Somit sind die Voraussetzungen für ein lustvolles Liebesleben gegeben. Die trockene Scheide ist zweifellos ein sehr dankbares Objekt für die lokale Östrogenbehandlung. Eine – oft zusätzliche – Anwendung östrogenhaltiger Salbe wird sinnvoll, wenn die Haut an den äußeren Schamlippen zu jucken und auszutrocknen beginnt und zu befürchten ist, daß auch das äußere Genitale zu schrumpfen beginnt (Kraurosis vulvae).

Indirekt profitieren von der lokalen Östrogentherapie auch Harnröhre und Harnblase. Wegen der unmittelbaren Nähe zur Scheide kann auf das aufwendige, für die Frau unangenehme Einbringen von Östrogen in die Blase verzichtet werden. Bei vaginaler Behandlung wandert das Östriol durch das Gewebe in die benachbarte Harnröhre und Blase und wirkt dort bei zahlreichen Leiden. Vor allem die Reizblase spricht gut auf Östrogen an: Das geschrumpfte, dünner werdende Blasenbindegewebe bekommt dadurch einen Regenerationsschub; der ständige Harndrang, der Druck auf die Blase, Schmerzen, besonders gegen Ende der Blasenentleerung, können durch die vaginale Östrogentherapie gelindert und beseitigt werden. Da allerdings Schmerz ein Symptom verschiedener Erkrankungen sein kann, muß einer Behandlung mit Hormonen selbstverständlich eine sehr genaue fachärztliche Untersuchung und diagnostische Klärung vorausgehen. Hormone können zweifellos viele Beschwerden bessern, andererseits wäre es engstirnig, alles auf Hormonstörungen zurückführen zu wollen. Indessen wird zur Zeit der Einfluß der Eierstöcke bzw. ihrer Hormone auf Organe eher unterschätzt oder ignoriert.

Hinsichtlich therapeutischer Konsequenzen muß der Arzt bei einer Reizblase, bei Blasenkatarrhen und chronischen Entzündungen hinterfragen, ob womöglich ein Hormonmangel die Beschwerden mitverursacht. Tritt eine leichte Inkontinenz infolge einer Senkung von Scheide und Blase auf, dann stehen die Hormone ursächlich nicht an erster Stelle, wohl aber kann man mit Hormonen die Beschwerden verringern. Bei einer Inkontinenz ersten Grades kann das lokal in Form von Scheidenzäpfchen applizierte Östriol den Halte- und Stützapparat von Gebärmutter, Scheide und Harnblase wenigstens teilweise regenerieren und die peinlichen Harnabgänge beim Husten, Lachen und Niesen weitgehend verhindern.

In den Wechseljahren ist diese Form der Behandlung sehr hilfreich. Wenn die Inkontinenz im Rahmen eines allgemeinen Östrogenmangels chronisch wird, besonders nach der Menopause, wird der Arzt oft mehrere Behandlungsarten kombinieren: Die Patientin erhält dann nach einem bestimmten Therapieschema konjugierte Östrogene zum Schlucken und Östriolzäpfchen zum Einführen in die Scheide. Die oral verabreichten Östrogene erzeugen im Blut der Frau jenen Wirkspiegel, der eine ausreichende systemische Hormonversorgung gewährleistet. Zusätzlich entfaltet das Östriol aus den Zäpfchen lokal seine regenerierende

Wirkung von der Scheide bis hin zur Harnröhre und Harnblase.

In diesem Zusammenhang muß unbedingt daran erinnert werden, daß eine Östrogensubstitution bei Frauen, die noch ihre Gebärmutter haben, durch Gestagengaben zu ergänzen ist. Falls die Gebärmutterschleimhaut noch durch Östrogene stimuliert wird, muß man sie durch das Gelbkörperhormon veranlassen, die aufgebaute Schleimhaut wieder abzustoßen. Dieser Behandlung wird eine krebspräventive Wirkung zugeschrieben. Das Gestagen ist entbehrlich, wenn nur mit Östriol behandelt wird. Östriol wirkt nämlich hervorragend auf die Scheide, die Harnblase und die Haut, hat aber in der üblichen niedrigen Dosierung keinen Einfluß auf die Gebärmutterschleimhaut, die also auch nicht abgestoßen werden muß. Führt man jedoch Östriol statt einmal mehrmals täglich zu, so kann auch dieses sonst schwach wirkende Hormon, das keine Affinität zur Gebärmutter hat, durchaus die Uterusschleimhaut stimulieren. Und dann ist die zusätzliche Gabe von Gelbkörperhormon notwendig.

Ob das Östriol die Gebärmutterschleimhaut stimuliert oder nicht, hängt nicht nur von der Anzahl der Tagesdosen, sondern natürlich auch von der Höhe der eingenommenen Dosen ab. Ein Milligramm orales Östriol pro Tag reicht aus, um Haut und Haare zu kräftigen, ohne daß gleichzeitig die Gebärmutterschleimhaut beeinflußt wird. Oral zugeführte Wirkstoffe erleiden aber das gleiche Schicksal wie unsere Nahrung. Sie werden oft rasch verdaut und in ihre Bestandteile zerlegt und sind deswegen bei gleicher Dosierung weniger wirksam als Medikamente, die direkt ins Blut gebracht oder über die Haut bzw. die Schleimhaut eingeschleust werden. Ein vaginal appliziertes Östrogen umgeht natürlich Leber und Magen, es wird besser verwertet. Deswegen kann die gleiche Östrogenmenge auf vaginalem Wege deutlich stärker wirken als nach oraler Gabe. Dies erklärt auch, warum die gleiche Östriolmenge an der Gebärmutterschleimhaut unwirksam bleibt, wenn sie geschluckt wird, aber sehr wohl eine Wirkung hervorruft, wenn man sie durch die Scheide zuführt.

Die Behandlung mit Östrogenen ist auch sinnvoll, wenn eine Senkung von Gebärmutter, Scheide und Blase operativ beseitigt werden soll. Im regenerierten Gewebe kann der Chirurg besser arbeiten, es heilt auch schneller.

Wichtig ist außerdem, nach einem derartigen Eingriff weiterhin Östrogene zu geben, da sie das Ergebnis der Operation noch verbessern und stabilisieren.

Sowohl bei der trockenen Scheide wie auch bei den Problemen der Harnblase bestimmt die betroffene Frau die Therapiedauer mit. Eine Östrogentherapie zeigt an der Scheide bereits nach zwei Wochen ihre erfreuliche Wirkung, während die Harnblase erst später anspricht und mitunter einer zwei- bis viermonatigen Behandlung bedarf. Die weitere Fortführungsdauer hängt auch von der Einschätzung des Therapieerfolges durch die Frau ab: Sie kann die Behandlung unterbrechen, wenn ihr der Erfolg als ausreichend erscheint, und die Östrogenzufuhr wieder aufnehmen, sobald die Beschwerden erneut auftreten.

Bereitet die Scheidensenkung wenig Probleme, so daß von einer Operation noch abgesehen werden kann, dann sollte die Hormontherapie auf jeden Fall mit einer Beckenbodengymnastik kombiniert werden. Dadurch gelingt es bisweilen tatsächlich, einer Verschlechterung des Zustandes zuvorzukommen und eine Operation zu verhindern.

Der therapeutische Erfolg von Östrogenen ist mitunter an einem unbedeutenden, aber doch sehr sichtbaren Zeichen überprüfbar: Leidet die Blase an einem Östrogenmangel, so signalisiert sie dies, indem sie aus der Harnröhrenöffnung einen kleinen Polyp vorschiebt, der der Frau beim Baden, auf jeden Fall aber dem Arzt bei der gynäkologischen Untersuchung auffällt. Diese Harnröhrenkarunkel sind eindeutige Hinweise auf einen Östrogenmangel in der Blase und lassen eine Hormonsubstitution geraten erscheinen. Der Karunkel verschwindet, sobald das Blasengewebe wieder genug Östrogene enthält. Übrigens kann es gelegentlich vorkommen, daß dieser Harnröhrenpolyp zu bluten beginnt und der Frau einen großen Schreck einjagt.

Östrogene für Blase und Scheide

0,625 konjugierte Östrogene/Tag
mit Gestagen kombiniert
und
1 mg Östriol intravaginal/Tag.

11.

Die »Pille« kann auch heilen

Von den Medikamenten der Nachkriegszeit ist kaum eines so gründlich und lange klinisch geprüft und beobachtet worden wie die »Pille«. Seit die hormonalen Kontrazeptiva in den sechziger Jahren auf den Markt kamen, wurde in den Forschungsabteilungen der pharmazeutischen Industrie daran gearbeitet, Ovulationshemmer zu entwickeln, deren Nebenwirkungen möglichst gering sein sollten, ohne daß die Sicherheit der Wirkung gemindert würde.

Mittlerweise gibt es bereits drei Generationen verschiedener Gestagene, während bei der Östrogenkomponente (Ethinyl-Östradiol oder Mestranol) die Dosierung reduziert wurde: Heute sind Antibabypillen auf dem Markt, die nur mehr ein Fünftel des Östrogengehaltes der ersten Pillen aufweisen.

Rund vierzig Prozent der geschlechtsreifen Mitteleuropäerinnen, die eine Empfängnisverhütung betreiben, schlucken Ovulationshemmer. Die allmonatlich wiederkehrende Angst, schwanger zu sein, wurde den Frauen und vielen Paaren genommen und hat zur Befreiung der Frauen beigetragen.

Die »Pille« ist allerdings nicht nur ein willkommenes Mittel, um den Eisprung zu verhindern und dadurch eine sichere Empfängnisverhütung zu ermöglichen, sondern ihre Komponenten können auch prophylaktisch und therapeutisch bei bestimmten Erkrankungen eingesetzt werden.

Bei entsprechender Indikation ist die Pille somit auch als Medikament nützlich und wird dann auch von den Krankenkassen bezahlt.

Manche Erkrankungen scheinen bei Frauen, die hormonale Verhütungsmittel nehmen, seltener aufzutreten, so daß man eine vorbeugende Wirkung annehmen könnte. In den Vereinigten Staaten wurden die Vorteile der »Pille« statistisch berechnet und ökonomisch interpretiert. Demnach würden von hunderttausend Frauen, die in den USA orale Kontrazeptiva nehmen, 320 Frauen vor einem Eisenmangel bewahrt, der durch zu starke Monatsblutungen bedingt ist. Bei 32 je 100 000 Frauen werden rheumatische Schübe verhindert, was zahlreiche Medikamente einspart. Im gleichen Untersuchungskollektiv wurde 450mal seltener eine Extrauteringravidität (ektopische Schwangerschaft) festgestellt als bei Frauen, die keine Ovulationshemmer einnehmen. Darüber hinaus bleibt 235 von 100 000 Frauen, die die Pille konsumieren, ein Krankenhausaufenthalt wegen einer gutartigen Brusterkrankung erspart. Nach dieser Hochrechnung wäre außerdem bei 35 Frauen die Entwicklung eines Ovarialtumors verhindert worden.

Insgesamt wird aus diesem statistischen Material geschlossen, daß in den Vereinigten Staaten jährlich zirka 500 000 Frauen durch die Einnahme oraler Antikonzeptiva davor bewahrt werden, stationär behandelt werden zu müssen. Die Kostenersparnis für die Volkswirtschaft ist beträchtlich.

Ovulationshemmer unterdrücken Eierstockentzündungen

Diese typisch amerikanische Hochrechnung hat tatsächlich etwas für sich. Auf den ersten Blick verständlich ist dies bei den Eileiter- und Bauchhöhlenschwangerschaften.

Durch die Unterdrückung des Eisprungs wird nicht nur verhindert, daß sich eine normale Schwangerschaft in der Gebärmutter etabliert, sondern auch die Einnistung eines befruchteten Eies in den Eileitern oder in der Bauchhöhle wird unmöglich; denn wenn kein Eisprung erfolgt, kann auch kein Ei befruchtet werden. Im weitesten Sinn des Wortes kann man deshalb behaupten, daß die Pille vor einer ektopischen Schwangerschaft schützt.

Eindrucksvoll beugt die Pille Entzündungen an den Eileitern vor, was zunächst unverständlich erscheint. Ähnlich wie die Eileiterschwangerschaft unter Einwirkung der Pille praktisch nicht vorkommt, ist auch die Eileiterentzündung bei Pilleneinnehmerinnen höchst selten. Dieses Phänomen beruht auf dem hormonellen Verschluß des Gebärmuttereingangs, des Muttermundes.

Normalerweise öffnet sich dieser in der Mitte des Zyklus für mehrere Tage, um den Spermien den Durchgang zu ermöglichen, die nach der Ejakulation in die Scheide sofort den Schleimpfropf am Muttermund (Zervixschleim) durchdringen und über den Gebärmutterhals in die Gebärmutterhöhle gelangen.

Von dort führt der Weg weiter in die Eileiter, wo sie schließlich auf die vom Eierstock kommende Eizelle treffen.

Dieser Weg ist nicht nur den Spermien vorbehalten, er kann auch von Bakterien und anderen Erregern benutzt werden, die mit oder neben den Spermien durch den Muttermund sogar bis in die Bauchhöhle der Frau vordringen können.

Manche Erreger machen das besonders raffiniert. Sie heften sich an die Spermien und werden von diesen huckepack nach oben in die Eileiter der Frau transportiert, wo sie sich ausbreiten und eine Entzündung hervorrufen.

Die Passage durch die Muttermundsöffnung ist also bei der Entstehung von Eierstockentzündungen ein entscheidender Schritt. Die Erreger müssen durch diesen Eingang. Es ist eine weise Maßnahme der Natur, daß diese Pforte fast ständig durch einen zähen Schleimpfropf verschlossen ist. Nur einige Tage im Monat, um die Zeit des Eisprungs herum, wird der Schleimpfropf lockerer und passierbar – die Tür zur Gebärmutter öffnet sich gleichsam, damit Spermien für eine Befruchtung einwandern können. Wie diese können dann auch krankmachende Keime besonders leicht in den Uterus gelangen.

Das in den Ovulationshemmern enthaltene Gelbkörperhormon verschließt den Muttermund biochemisch und potenziert dadurch nicht nur die empfängnisverhütende Wirkung, sondern blockiert darüber hinaus Entzündungserregern den Zugang zu den Eileitern.

Frauen, die zu Eierstockentzündungen neigen, sind meist gut beraten, wenn sie sich für eine hormonelle Empfängnisverhütung entscheiden. Damit erreichen sie oft zwei Ziele durch eine einzige Maßnahme: eine vernünftige Familienplanung und eine Abnahme der Häufigkeit von Eileiterentzündungen.

Ovulationshemmer verhindern Zystenbildung in Brust und Eierstock

Immer wieder klagen junge Mädchen über Beschwerden, die durch Eierstockzysten auf der Grundlage von Hormonstörungen entstehen. Bei Pillenkonsumentinnen treten solche Ovarialzysten seltener auf. Auch dafür ist die empfängnisverhütende Wirkung der Pille verantwortlich. Wie schon der Name »Ovulationshemmer« verrät, wird bei der Frau, die sich mit der »Pille« schützt, die Ovulation gehemmt. Das monatliche Heranreifen eines Eibläschens und die anschließende Freisetzung der Eizelle (Ovulation) unterbleiben. Der Eierstock schläft ruhig, er ist durch die »Pille« blockiert: seine Hormonproduktion bleibt reduziert; auch Zysten können nicht aufschießen. In diesem Zusammenhang sagt man der »Pille« sogar nach, daß Frauen, die sie nehmen, seltener an einem Ovarialkarzinom erkranken. Der Mechanismus wäre dabei der gleiche: An der Oberfläche des Ovars reift ein Eibläschen heran, das unter normalen Umständen in der Zyklusmitte aufreißt, um die Eizelle zu entlassen. Jeder dieser Risse, meint man, wäre eine kleine Verwundung, die auf Dauer zur Entstehung des Eierstockkrebses beitragen könnte.

Durch die »Pille« werden Eireifung und Ovulation oft jahrelang unterdrückt, und folglich entstehen auch keine Risse, von denen ein Karzinom ausgehen könnte.

Bei einem anderen Karzinom scheint es sicher zu sein, daß Ovulationshemmer – und zwar die Gestagenkomponente – eine Schutzwirkung haben: beim Gebärmutterkrebs. Einen wesentlichen Anteil an der Entstehung dieser bösartigen Erkrankung haben die Östrogene, die bei Hormonstörungen ununterbrochen freigesetzt werden und die Gebärmutterschleimhaut einem hormonellen Dauerbeschuß aussetzen. Die Frau leidet dann, ohne sich dessen bewußt zu sein, zumindest an einem relativen Gelbkörperhormonmangel, der die Gebärmutterschleimhaut förmlich ins Unendliche wuchern läßt. Nimmt allerdings eine solche Risikopatientin hormonale Kontrazeptiva, so wird die Östrogenbildung im Ovar unterdrückt, und neben niedrig dosiertem Östrogen wird mit der Pille gleichzeitig Gelbkörperhormon zugeführt, das die aufgescheuchte Schleimhaut beruhigt, zum Abbluten bringt und damit ihr Überwuchern verhindert.

Ähnlich wie die Gebärmutterschleimhaut reagiert auch die weibliche Brust sensibel auf Hormone. Überschüssige Hormone können hier Brustdrüsenerkrankungen, wie zum Beispiel Zysten, hervorrufen. Diese durch Hormonstörungen entstandenen Zysten verschwinden unter der »Pille«. Auch hier bewirkt der Gelbkörperanteil eine Ruhigstellung und bringt gutartige Zysten, aber auch Mastopathien zum Verschwinden.

Die »Pille« verringert Menstruationsbeschwerden

Hormonale Kontrazeptiva schützen nicht nur vor bestimmten hormonell bedingten Erkrankungen, sie können sogar manche Leiden kurieren. Ein monatliches Desaster, das besonders dankbar auf die Pille reagiert, ist die verstärkte Menstruationsblutung, die Hypermenorrhö, und die schmerzhafte Regelblutung, die Dysmenorrhö. Bisweilen nimmt die verstärkte Blutung derartige Ausmaße an, daß die Betroffenen kaum wagen, das Haus zu verlassen. Die Hypermenorrhö kann organische Ursachen haben, die stets bedacht werden müssen: Am häufigsten führen Myome und Polypen zu extrem starken Regelblutungen. Eine weitere Ursache für starke Menstruationsblutungen liegt in dem besonderen Gerinnungssystem, über das die Gebärmutter verfügt. Bei oberflächlichen Verletzungen benötigt das Blut normalerweise maximal zehn Minuten, um eine schützende Kruste zu bilden, die das weitere Bluten verhindert. Theoretisch müßte auch in der Gebärmutterschleimhaut nach kurzer Zeit die Blutung stehen. Dem ist jedoch nicht so. Bekanntlich menstruiert eine Frau drei bis fünf Tage und stößt während dieser Zeit die alte Gebärmutterschleimhaut ab. In fünf bis zehn Minuten wäre dies nicht möglich. Um das natürliche Abbluten alter Schleimhautzellen über mehrere Tage zu gewährleisten, muß verhindert werden, daß sich in der Gebärmutter Gerinnungskrusten bilden. Dies geschieht über enzymähnliche Stoffe, die eine Blutgerinnung hinausschieben, mitunter aber in zu hoher Konzentration vorliegen. Dann kommt die Menstruationsblutung überhaupt nicht mehr zum Stehen, die Patientin leidet an einer Hypermenorrhö.

Die gerinnungshemmenden Stoffe können durch sogenannte Fibrinolysehemmstoffe (zum Beispiel Tranexamsäure) selektiv blockiert werden, was die Blutung normalisiert. Ebenso kann aber auch durch die Pille der starke Blutverlust reduziert werden. Bei hypermenorrhoischen Beschwerden wird die Pille als Heilmittel eingesetzt, nicht nur um die Beschwerden der Betroffenen zu lindern, sondern vor allem um einen Eisenmangel zu verhüten. Müdigkeit, Haarausfall, erhöhte Infektionsanfälligkeit und eine Belastung zahlreicher innerer Organe sind die Folgen einer Eisenmangelerkrankung. Während der Regel verliert eine Frau durchschnittlich dreißig bis achtzig Milliliter Blut. Ein größerer Blutverlust ist problematisch, da er bald zu Eisenmangelsymptomen führt.

Zu starke Blutungen kann man demnach auf doppelte Weise behandeln: durch eine Verringerung der fibrinauflösenden Substanzen in der Gebärmutter oder aber durch die Einnahme der Pille.

Junge Mädchen leiden – unabhängig von der Stärke der Blutung – zu Beginn der Menstruation bisweilen an so starken Schmerzen, daß sie ohnmächtig werden und ihren schulischen oder beruflichen Verpflichtungen nicht nachgehen können. Schmerzstillende und krampflösende Mittel bringen dann zwar symptomatische Linderung, können aber das regelmäßige Auftreten der Menstruationsbeschwerden, der Dysmenorrhö, nicht verhindern.

Dies kann die Pille. Die Leidenden sind oft erstaunt, wie gut sie mit der Pille ihre monatliche Regelblutung verkraften. Deshalb können bei starken Blutungsbeschwerden Ovulationshemmer auch dort eingesetzt werden, wo eine Empfängnisverhütung nicht unbedingt notwendig ist. Ähnliches gilt für den Mittelschmerz, der durch den Eisprung entsteht und manchen Frauen ziemliche Beschwerden verursacht. Die Pille beseitigt auch diesen nur einen Tag im Monat auftretenden Schmerz, wie überhaupt alle kleineren Beschwerden, die zyklusabhängig auftreten, durch Ovulationshemmer gelindert werden. Zwar sind bei prämenstruellen Spannungszuständen Gelbkörperhormongaben indiziert, aber auch die »Pille« bewirkt – durch ihren Gestagenanteil – eine Besserung.

Der kosmetische Effekt der Antibabypille ist ja bekannt und wird vielfach auch genutzt, wenn eine Patientin die Pille gar nicht benötigen würde. Jede Pille hat auf die Akne einen günstigen Einfluß. Das Cyproteronazetat, ein antiandrogen wirkendes Testosteronderivat, das mit Ethinylöstradiol kombiniert zur Empfängnisverhütung eingesetzt wird, ist hilfreich bei Frauen mit Akne, Haarverlust und weiteren äußeren Zeichen einer Vermännlichung. Hier wirkt die »Pille« als dermatologisches Therapeutikum.

Vorteile der Pille (neben der Empfängnisverhütung):

Sie schützt vor:

- Eileiterschwangerschaft
- Eileiterentzündungen
- Dysmenorrhö
- Hypermenorrhö
- Mastalgie
- Eierstockzysten

12.

Eine verborgene Erkrankung der Frau: die Endometriose

Starke Regelbeschwerden können auch andere hormonabhängige Ursachen haben, die meist ebenfalls durch eine Hormontherapie beseitigt werden können. Bei allen zeitlich an die Menstruation gebundenen Schmerzzuständen muß geklärt werden, ob vielleicht eine Endometriose vorliegt. Als Endometriose bezeichnet man in der Medizin das Vorkommen von Gebärmutterschleimhaut (= Endometrium) außerhalb der Gebärmutterhöhle.

Das Innere der Gebärmutter bildet eine Höhle, die mit einer besonderen Schleimhaut austapeziert ist: Hohe zylinderförmige Zellen kleiden diese Höhle aus und werden jeden Monat durch neue Zellen ersetzt. Die Lebensfähigkeit dieses Gewebes beträgt nur vier Wochen. Durchschnittlich alle 28 Tage löst sich die Gebärmutterschleimhaut von der Basis, wird abgestoßen und wieder erneuert. Monat für Monat schafft sich damit der Uterus immer wieder aufs neue optimale Verhältnisse, um die Einnistung eines befruchteten Eies zu ermöglichen.

Diese erneuerungsfähige Schleimhaut ist normalerweise auf die Gebärmutterhöhle begrenzt, aus der sie als Menstruationsblut durch den Muttermund über die Scheide nach außen abfließen kann.

Es ist bis heute nicht klar, warum sich bei manchen Frauen derartige Zellen auch in anderen Organen finden: in den Eileitern, in den Ovarien, in der Blase, am Darm, in der freien Bauchhöhle, manchmal sogar im Herzen. Unterschiedliche Theorien werden dafür bemüht. Möglicherweise ist es die Menstruation selbst, in deren Verlauf die Schleimhautzellen nicht nur aus der Gebärmutter über die Scheide den Körper verlassen, sondern in die Eileiter und andere Regionen verschleppt werden, wo sie sich festsetzen und der Frau Probleme bereiten, weil sie die zyklischen Veränderungen mitmachen. Vielleicht reicht die Zerstreuung der Gebärmutterschleimhaut in Regionen außerhalb des Uterus noch in die Embryonalzeit zurück. Manche Wissenschaftler meinen, im embryonalen Stadium seien bestimmte Zellgruppen so disponiert, daß sich daraus auch außerhalb der Gebärmutteranlage die charakteristische Schleimhaut entwickelt.

An sich wären ein paar versprengte Schleimhautzellen kein großes Problem, wenn sie nicht dem gleichen zyklischen Auf- und Abbau unterworfen wären wie die normale Gebärmutterschleimhaut. Während der Zeit der Menstruation beginnen auch die versprengten Zellen zu bluten. Teilweise versuchen sie, sich von ihrer Unterlage zu lösen, um einer neuen Zellgeneration Platz zu machen – ähnlich wie in der Gebärmutterhöhle. Im Unterschied zu dort kann aber das Menstrualblut aus den versprengten Zellinselchen nicht abfließen, so daß ein Stau entsteht, der Schmerzen verursacht. Zur Menstruationszeit sind diese besonders zu spüren, da die an einer Endometriose leidende Frau eben nicht nur aus der Gebärmutter menstruiert, sondern auch aus den Endometrioseherden; das daraus abgesonderte Blut kann Organe verkleben, es kann Zysten hervorrufen und manchmal auch Blutungen in Darm und Blase erzeugen.

Die verläßlichste Art, Endometriosezellen im Körper zu entdecken und dadurch die Diagnose zu stellen, ist die Inspektion der Bauchhöhle mittels Laparoskopie (Bauchspiegelung). Oft kann schon durch eine einfache gynäkologische Untersuchung aufgrund der geschilderten Beschwerden der Endometrioseverdacht artikuliert werden. Bewiesen ist er erst dann, wenn man bei der Laparoskopie die Endometrioseherde im Körper tatsächlich sieht. Stark ausgebildete Herde, vor allem solche an den Eierstöcken, müssen operativ entfernt werden.

Wie die Gebärmutterschleimhaut werden auch die Endometrioseherde von den Geschlechtshormonen gesteuert. Deswegen können andererseits Hormone zur Therapie dieser lästigen Erkrankung eingesetzt werden. Manchmal gelingt es, durch Einnahme von gestagenbetonten Ovulationshemmern kleinere Endometrioseherde zu reduzieren. Zwar führt man mit jeder Pille dem Körper Östrogen zu, doch wird gleichzeitig im Eierstock die Synthese der natürlichen Östrogene, welche die Gebärmutterschleimhaut wirksam stimulieren, unterdrückt. Daher fehlt auch der stimulierende Einfluß auf die Gebärmutterschleimhaut. Zwar baut auch das Pillenöstrogen das Schleimhautepithel der Gebärmutter und der Endometrioseherde ab, doch ist dieser Effekt offenbar deutlich geringer als der des körperlichen Östrogens.

Noch erfolgreicher ist die Therapie der Endometriose mit reinem Gelbkörperhormon. Dieses läßt die Schleimhaut zwar kurz abbluten, unterdrückt aber dann den östrogenbedingten Aufbau der nachkommenden Schicht; denn die Gelbkörperinjektion blockiert die Synthese von Östradiol im Eierstock. Durch eine monatliche Injektion von Gelbkörperhormon kann man innerhalb eines Jahres die Endometriose nicht nur lindern, sondern oft sogar beseitigen. Die Patientin bezahlt das mit einer geringen Gewichtszunahme, manchmal auch mit Depressionen.

Das gleiche therapeutische Ziel, nämlich die Inaktivierung der Endometrioseherde, verfolgen die Antiöstrogene. Sie unterdrücken nicht die Bildung von Östrogen, sondern blockieren die Angriffspunkte für die Hormone. Auf diese Weise hungern sie die Gebärmutterschleimhaut aus, sei sie innerhalb oder außerhalb der Gebärmutter.

Allerdings hat auch diese, ansonsten ungefährliche Behandlung einige Nebenwirkungen. Unreine Haut, Gewichtszunahme, manchmal auch Depressionen treten während der Therapie mit einem solchen Antihormon auf. Eine Therapiedauer von sechs bis zwölf Monaten ist nicht zu umgehen.

Ein neues therapeutisches Prinzip wird seit einiger Zeit mit der Gabe sogenannter GNRH-Analoga bei der Endometriose angewandt. Das sind synthetisch hergestellte gonadotropinfreisetzende Hormone (Gonadotropin Releasing Hormone). Die natürlichen GNRH werden im Hypothalamus gebildet und veranlassen die Freisetzung von luteotropem und follikelstimulierendem Hormon in der Hirnanhangsdrüse. Diese wiederum reguliert die Funktion der Eierstöcke. Unterdrückt man die Kommandozentrale im Kopf, wie es durch GNRH-Analoga geschieht, dann werden die Eierstöcke lahmgelegt. Für die Zeit der Behandlung leidet die Patientin an scheinbaren Wechseljahresbeschwerden. Sie klagt über Hitzewallungen, Schlaflosigkeit und Libidoverlust. Da die künstlich blockierten Eierstöcke kein Östrogen bilden, trocknet die Schleimhaut der Gebärmutter aus, aber auch die im Körper verstreuten Endometrioseherde veröden.

Aus dem therapeutischen Vorgehen ergibt sich, daß die Endometriose nach der Menopause keine klinische Bedeutung hat.

Hormonbehandlung bei der Endometriose

Therapiedauer jeweils ein halbes Jahr:
150 mg Medroxyprogesteron
einmal monatlich eine Injektion

600 mg Antiöstrogen (Tabletten) pro Tag

400 mg GNRH-Analogon
einmal monatlich eine Injektion.

13.

Der Eierstock wirkt bis ins Gehirn

Die Forschung hat eine Fülle von Mosaiksteinen zusammengetragen, die auf das funktionelle Wechselspiel zwischen Eierstock und Gehirn hinweisen, doch können längst nicht alle Vorgänge bislang erschöpfend erklärt werden.

Im gesamten Organismus erfüllen die im Eierstock hergestellten Östrogene Aufgaben als biologische Boten. Sie werden bei ihrer Reise durch den Körper verändert und bekommen dann sogar neue Funktionen. In geringfügig gewandelter Form können Östrogene die Barriere zum Gehirn überwinden und dort als Neurotransmitter wichtige Funktionen wahrnehmen. Die Katecholöstrogene, die sich direkt von den Östrogenen der Eierstöcke herleiten, sind Neurotransmitter, die verschiedene Hirnleistungen beeinflussen. Manche von diesen Substanzen fördern zum Beispiel die Gonadotropinfreisetzung im Hypothalamus, regulieren den Blutdruck oder beeinflussen das weibliche Sexualverhalten.

Darüber hinaus gibt es im zentralen Nervensystem auch Gebiete, deren Zellstrukturen Rezeptoren enthalten, an denen die Hormone des Eierstockes in ihrer ursprünglichen, unveränderten Form andocken können; insbesondere um den Bereich des Sehnervs und im

Hypothalamus, der unser Triebleben regelt, sind derartige Andockstellen zu finden.

Von vielen im Hirn nachgewiesenen Substanzen ist schon seit längerer Zeit bekannt, daß sie Stimmungen und mentale Leistungen beeinflussen. Die im Nebennierenmark gebildeten Katecholamine, Dopamin und Adrenalin, auch das Serotonin, sind bereits gründlich erforscht worden. Sie gelten als wichtige Regulatoren des Säugetiergehirns. Die Aktivität dieser zentralen Substanzen wird durch Östrogene mitbestimmt. Ein Östrogenmangel kann zu einem verstärkten Abbau dieser Neurotransmitter beitragen. Schwankungen des Östrogenspiegels haben zur Folge, daß sich auch die Konzentration der Neurotransmitter rasch ändert, was starke Stimmungsschwankungen, Angst und Spannungsgefühl sowie Reizbarkeit auslösen kann.

Eine Störung der Katecholamine, die ja mit Östrogen in einer Wechselbeziehung stehen, wird als Ursache der Schizophrenie diskutiert. Ein abrupter Östrogenabfall kann über eine extreme Freisetzung von Dopamin eine bereits bestehende psychotische Erkrankung (Schizophrenie) verstärken.

Konzentrationsschwäche, Vergeßlichkeit und Leistungsminderung stehen allerdings nicht nur mit den Östrogenen in einer direkten Verbindung; auch das Progesteron hat für die mentale Situation des Menschen eine nicht zu unterschätzende Bedeutung. So weiß man, daß das Gelbkörperhormon in der Lutealphase, wenn die Konzentration hoch ist, das Elektroenzephalogramm verändert: die Reaktionszeit wird verkürzt und die intellektuelle Leistung verbessert. Möglicherweise ist der prämenstruelle Progesteronabfall für die Entstehung des prämenstruellen Syndroms und für eine reduzierte Leistungsfähigkeit unmittelbar vor der Regel verantwortlich.

Auch den Endorphinen, die als Neurotransmitter, Neuromodulatoren oder als Hormone wirken können, kommt eine zentrale Bedeutung für unsere emotionale und intellektuelle Leistungsfähigkeit zu. Die Endorphine vermitteln die Wechselwirkung zwischen dem Gelbkörperhormon des Ovars und der Hypophysenaktivität. Nach dem Eisprung steigt im Blut der Frau nicht nur die Konzentration des Gelbkörperhormons an, es werden gleichzeitig auch vermehrt Beta-Endorphine gebildet. Offenbar verhalten sich also Progesteron und Endorphine gleichsinnig. Umgekehrt wirken diese Hirnhormone auf die Sexualdrüsen zurück. Werden die Eierstöcke über längere Zeit von Endorphinen in hohen Konzentrationen überflutet, so stellen sie langsam ihre Tätigkeit ein.

Es sei nochmals auf das Beispiel der Jogging-Amenorrhö hingewiesen: Extreme sportliche Aktivität führt zu einer erhöhten Endorphin-Ausschüttung, die das Ovar lähmen kann.

Frauen klagen bisweilen, daß sie vor der Menstruation ein fast krankhafter Appetit überkommt. Die unter dem Einfluß des Gelbkörperhormons verstärkt gebildeten Endorphine stimulieren das Appetitzentrum im Hypothalamus. Auch eine streßbedingte Appetitsteigerung ist vermutlich über eine Zunahme körpereigener Morphine zu erklären.

Die Achse Ovar–Endorphine scheint an der Regulation zahlreicher Körperfunktionen beteiligt zu sein. Das körpereigene Morphin hemmt die Dünndarmperistaltik und führt dadurch in der zweiten Zyklusphase oft zu Verstopfung. Umgekehrt kommt es kurz vor der

Regel, nachdem Endorphine und Progesteron steil abzufallen beginnen, zu starken Durchfällen.

Noch sind viele Einzelheiten des funktionellen Zusammenspiels von Eierstöcken, Hypophyse/Hypothalamus und Endorphinen nicht geklärt, doch darf man aus den bisherigen Erkenntnissen schließen, daß ein neurophysiologischer Zusammenhang zwischen den Geschlechtsdrüsen der Frau und den mentalen und emotionalen Leistungen des Gehirns besteht.

Aus diesem Zusammenhang werden zahlreiche psychische Veränderungen verständlich, die im Rahmen von Hormonstörungen auftreten. Ebenso leuchtet ein, daß diese Veränderungen sowie Störungen, deren Sitz mehr oder weniger das Gehirn ist, mit therapeutischen Hormongaben beseitigt oder gemildert werden können.

14.

Hormone ersetzen das Skalpell

Wenn die königliche Medizin-Akademie Großbritanniens vor kurzem die Gründung einer eigenen *Royal Society for Minimal Surgical Intervention* vorschlug, wurde sie damit einer Entwicklung gerecht, die sich in aller Stille bereits seit Jahren vor allem in der Gynäkologie anbahnte – oft zum Verdruß etablierter Operateure.

Der operative Eingriff soll nach den Vertretern der unblutigen Medizin nur das äußerste Mittel sein, nachdem alle konservativen Möglichkeiten vorher ausgeschöpft wurden. Dies gilt natürlich nur für jene Erkrankungen und Beschwerden, die durch eine hormonelle Entgleisung bedingt sind und bei denen eine Therapie mit Hormonen anstelle der Operation medizinisch vertretbar ist.

Ein Beispiel dafür ist die Endometriose, bei der Inseln von Gebärmutterschleimhaut im Körper versprengt sind. Sehr große Endometrioseherde werden meist chirurgisch entfernt.

Da man sie aber auch hormonell aushungern kann, wird man sich zunächst für die Hormontherapie entscheiden und erst, wenn diese versagt, die operative Lösung des Problems anstreben.

Myome

Myome sind gutartige Tumoren, die von der Muskelschicht (Myometrium) der Gebärmutter ausgehen. Ihr Wachstum wird von den Östrogenen angeregt. Da ein winziger Prozentsatz dieser Wucherungen bösartig werden kann und verschiedene andere gynäkologische Erkrankungen eine Myom-Symptomatik erzeugen können, ist eine exakte Diagnosestellung unbedingt erforderlich. Wurden in den vergangenen Jahrzehnten Myome an der Gebärmutter diagnostiziert, so kam dies einem Todesurteil für das gesamte Organ gleich. In vielen Ländern, allen voran die USA, wurde bei Frauen mit Myomen routinemäßig die Gebärmutter entfernt; nicht selten nahmen die Chirurgen »vorsorglich« auch die Eierstöcke mit. Abgesehen von Blinddarm und Mandeln gibt es kaum ein anderes Organ, das mit gleich großer Häufigkeit entfernt wurde. Zwei Erkenntnisse führten dazu, daß man sich heute nicht mehr ganz so großzügig für die Operation entscheidet: Zum einen entdeckte man die Gebärmutter als endokrines Organ, das unter Umständen sogar selbst Hormone produziert, auf jeden Fall aber an der Regulation der Eierstockfunktion beteiligt ist. Entfernt man die Gebärmutter voreilig, wird unter Umständen auch die Ovarialfunktion beeinträchtigt, und sei es nur durch die infolge des Eingriffs gestörte Durchblutung. Zum anderen interessierte man sich immer mehr für das Eigenleben der Organe und fand, daß dieses durchaus hormonell bestimmt wird. Auch hier stehen die Östrogene wieder an erster Stelle. Sie stoßen in der Gebärmutter die Wucherung von Muskelfasern an, die zu dicken Knoten werden. Umgekehrt beginnen die Myome erfahrungsgemäß in Zeiten des Östrogenmangels, zum Beispiel im Klimakterium, zu schrumpfen. Je näher eine Myomträgerin der Menopause ist, desto mehr ist der Verzicht auf eine Operation und der Versuch, konservativ mit Hormonen zu behandeln, gerechtfertigt.

Myome sind insofern der versprengten Gebärmutterschleimhaut, der Endometriose, vergleichbar, als sie für ihr Wachstum unbedingt Östrogen benötigen. Fehlt dieses Hormon, so bilden sie sich zurück und verschwinden manchmal gänzlich. Die gesamte Gebärmutter wird normalerweise durch diese Hormone beeinflußt. Bei einer zu kleinen, unterdimensionierten Gebärmutter liegt der Verdacht eines Östrogenmangels nahe. Östrogene regen das Wachstum dieses Hohlmuskels an, und manche Muskelzüge der Gebärmutter scheinen besonders empfindlich auf Östrogene zu reagieren. Aus ihnen entstehen wohl die Myome, die in unterschiedlicher Größe überall in der Gebärmutter aufschießen können. Meist haben diese Muskelgeschwülste die Form kleinerer oder größerer derber Kugeln.

Myome finden sich bei zwanzig Prozent aller Frauen jenseits des dreißigsten Lebensjahres und zählen zu den häufigsten gynäkologischen Erkrankungen. Sie sind neben der Operierfreudigkeit vieler Frauenärzte der Grund, warum ein großer Teil der weiblichen Bevölkerung im mittleren Alter keine Gebärmutter mehr hat. Man könnte spotten, daß die Gebärmutter zu jenen Organen gehört, die epidemisch entfernt werden.

Die Symptome des Myoms sind von Wachstumsrichtung, Lokalisation, Anzahl und Größe der Wucherungen abhängig. Häufig treten schmerzhafte Unterbauchbeschwerden auf. Kreuzschmerzen, Druck auf Blase und Darm, Fremdkörpergefühl beim Bücken können bereits den Verdacht auf diese Erkrankung nahelegen. Erhärtet wird er durch ein weiteres Symptom, nämlich unregelmäßige und starke Menstruationsblutungen. Myome stellen vielfach die Ursache einer übermäßigen Regelblutung dar, einer Hypermenorrhö, bei der die Frau mehr als achtzig Milliliter Blut verliert. Die Erklärung dafür ist einfach: Um die Monatsblutung zu beenden, kontrahiert sich die Muskulatur der Gebärmutter. Myomknoten, die sich zwischen Muskelfasern befinden, können die Kontraktion des Gebärmuttermuskels behindern und damit die Blutstillung verzögern.

Die Diagnose von Myomen wird im Rahmen einer einfachen gynäkologischen Untersuchung gestellt. Durch Abtasten des Uterus mit beiden Händen kann der Arzt die Größe des Organs, aber auch etwaige Myome feststellen. Durch eine besondere Ultraschalluntersuchung läßt sich der Befund bildlich darstellen und sichern.

Die Größe der Myome, die Beurteilung durch den Gynäkologen und der Wunsch der Patientin sind die wesentlichen Faktoren, die das weitere Vorgehen bestimmen. Halten sich Beschwerden und Schmerzen in Grenzen und ist es auch sonst medizinisch vertretbar, so kann man bei kleinen und langsam wachsenden Myomen versuchen, das Übel wirksam zu behandeln, ohne gleich das Messer des Chirurgen zu zücken. Stimuliert, ja provoziert werden diese gutartigen Gewächse der Gebärmutter bekanntlich durch Östrogen, das Haupthormon der Frau.

Die Gelbkörperhormone bremsen die Aktivität des Östrogens und können sogar das Wachstum der Myome zum Stillstand bringen.

Vor allem die Injektion von 150 Milligramm Medroxyprogesteronazetat einmal monatlich hat sich als Notbremse gegenüber exzessiver Östrogenbildung bewährt und ist besonders bei Frauen indiziert, die sich unmittelbar vor dem Klimakterium befinden. Leidet hingegen eine jüngere Frau an einem Myom, so wird man dieses isoliert zu entfernen versuchen, da ihr eine langjährige hormonelle Belastung nicht zugemutet werden kann.

Im Klimakterium dominiert der Mangel an Östrogen. Jahre zuvor deutet sich aber noch ein weiteres Defizit an, das bislang von der Frauenheilkunde vernachlässigt wurde: der Gelbkörpermangel. Er führt zu einem relativen Östrogenüberschuß, der Myome und Brustgewebe proliferieren läßt und Erkrankungen erzeugt, die normalerweise durch Gestagene verhindert worden wären.

Ist die Anzahl der Myome begrenzt oder sitzt vielleicht nur eines wie eine Kartoffelknolle in der Gebärmutterwand, so kann man dieses im Rahmen einer kleinen Operation eliminieren, ohne das Organ zu entfernen. Schulmediziner akzeptieren dieses Vorgehen vor allem bei Frauen, die noch schwanger werden möchten und bei denen deshalb die Entfernung der Gebärmutter unangebracht ist.

Einer Intuition folgend, daß die Gebärmutter möglicherweise neben dem Kinderaustragen noch andere nützliche Funktionen hat, äußern auch Frauen im mittleren Lebensalter zunehmend den Wunsch, »uteruserhaltend« behandelt zu werden, um dies bei einem wohlklingenden Namen zu nennen. Dieser Wunsch sollte möglichst respektiert werden und Grund genug sein, auch bei Frauen um Vierzig nur jene Myome operativ zu beseitigen, die unmittelbar stören. Eine erneute Myombildung wird durch eine begleitende Behandlung mit Gelbkörperhormonen verhindert. Es ist völlig unangebracht, eine Patientin durch den Hinweis auf Krebsgefahr in Schrecken zu versetzen und zur radikalen Operation zu überreden; denn schließlich werden ja die entfernten Myome histologisch untersucht, und dabei würde eine Entartung des Gewebes festgestellt, was allerdings sehr selten vorkommt.

Die Hypothese, daß die Gebärmutter auch endokrine Funktionen haben könnte, gründet sich auf die anatomische Nähe der Ovarien. Die Eierstöcke sind Hauptbildungsstätten von Sexualhormonen und nicht nur für die Fortpflanzung, sondern auch für das Wohlbefinden der Frau mitverantwortlich. Die Ovarialhormone erhalten die Frau jung. Mit dem Versiegen der ovariellen Hormonproduktion altert die Frau.

Die Bedeutung der Eierstöcke wurde lange Zeit sehr unterschätzt. Erst mit der Möglichkeit, Hormone und ihre Konzentration im Blut zu bestimmen, ihren Weg im Blutkreislauf zu verfolgen und die Wirkorte nachzuweisen, wurde die Bedeutung der weiblichen Sexualhormone und ihrer Bildungsstätten, der Ovarien, erkannt.

Der Einfluß der Eierstöcke reicht, wie bereits im vorhergehenden Kapitel erläutert wurde, bis in das Gehirn, wo Neurotransmitter, Streßhormone und viele andere Substanzen, die nicht nur psychische und mentale Funktionen steuern, sondern auch an Depressionen und psychischen Erkrankungen beteiligt sind, die Wichtigkeit der Geschlechtshormone für ein funktionierendes Gehirn demonstrieren. Auch die Regulation des Blutdrucks, der Blutgefäße und der Leistung des

Herzens unterliegt dem Einfluß von Geschlechtshormonen; zum Beispiel schützt die spezielle Hormonausstattung das weibliche Geschlecht offenbar vor dem Herzinfarkt. Die Ovarien beeinflussen aber auch die Haut, die Harnblase und natürlich die Sexualität, nicht verwunderlich also, wenn man langsam beginnt, ihren Stellenwert so zu interpretieren wie bei anderen lebenswichtigen Organen.

Kein Arzt würde heute einer Patientin Operationen vorschlagen, die einerseits nicht unbedingt notwendig sind, andererseits aber die Funktion wichtiger Organe, wie zum Beispiel der Nieren, entscheidend beeinträchtigen. Dies gilt – aufgrund der Erkenntnis seiner zahlreichen Funktionen – auch für den Eierstock. Organe arbeiten nur dann, wenn sie ausreichend mit Sauerstoff und Nährstoffen, die über das Blut an sie herangetragen werden, versorgt sind. Eine optimale Durchblutung ist nicht nur für das Herz, nicht nur für das Gehirn unentbehrlich, sondern sie ist ebenso wichtig für die Funktion des Eierstockes. Daß diese Hormonfabrik zur Hälfte ihre Blutzufuhr von der Gebärmutter erhält, ist längst nicht jedem Gynäkologen geläufig. Schneidet man den Uterus heraus, so wird der Blutstrom zu den Ovarien unterbunden. Zwar wird danach die (reduzierte) Durchblutung aus anderen Quellen aufrechterhalten, ist aber diese – aus welchen Gründen auch immer – bereits gestört, so wird das Ovar mangelhaft ernährt. Es wird in der Folge seine Hormonproduktion reduzieren und schließlich vollkommen einstellen. Nicht selten beobachtet man nach einer Gebärmutterentfernung einen verfrühten Eintritt der Wechseljahre. Freilich läßt sich daraus keine Regel ableiten: Nicht jede Frau kommt durch den Verlust der Gebärmutter automatisch früher ins Klimakterium; allerdings verringert sich die Blutversorgung der Hormonfabrik, und ein bereits geschwächtes Ovar wird dadurch noch schwächer.

Es leuchtet daher ein, daß man aus diesen Gründen eine Patientin auch über Hormone beraten und ihr nicht ohne weiteres nur die Operation vorschlagen wird.

Ob Myome hormonell beseitigt werden sollen, hängt von der Größe dieser gutartigen Geschwülste, aber auch von der klinischen Situation der betroffenen Frau ab. Bei Myomknoten, die größer als die Gebärmutter sind, kommt man mit einer Hormontherapie zu spät; hier kann man wohl kaum eine Operation umgehen. Dabei läßt man nach entsprechender Beratung die Patientin entscheiden, ob die gesamte Gebärmutter oder nur das Myom entfernt werden soll.

Bei Myomen, die nur Blutungsprobleme bereiten, ist eine konservative Behandlung medizinisch vertretbar. Kleine Myome sprechen oft auf die Gabe von Ovulationshemmern an, da unter der Behandlung die Regelblutung schwächer wird. Stärkere Wirkung hat die Gestagendauertherapie, die nicht nur die Blutungsstörungen behebt, sondern auch eine Rückbildung der Myome fördert.

Gelbkörperhormone können ähnlich wie bei der Endometriose auch injiziert werden. Ihre Wirkung auf die Myome ist dann gezielter, allerdings treten Zwischenblutungen auf. Die wohl effektivsten Hormone, mit denen man sogar große Myomknoten in kurzer Zeit verkleinern und manchmal ganz beseitigen kann, sind die GNRH-Analoga, Hormone des Gehirns, die sehr elegant die Eierstöcke ruhigstellen. Für die Zeit der Anwendung, meist sind es sechs bis zwölf Monate, ist die Frau allerdings in ein künstliches Klimakterium versetzt.

Das Bemühen, eine an Myomen leidende Frau nur minimal operativ zu belästigen, hat zu einem Kompromiß zwischen reiner Hormonbehandlung und Operation geführt. Mit bleistiftdünnen chirurgischen Bestekken sucht man im Rahmen einer Bauchspiegelung die Myome an der Gebärmutter auf, schneidet sie heraus und vernäht die Wundfläche wieder, ohne daß die Bauchdecke aufgeschnitten werden muß. Derartige endoskopische Operationen werden oft erst möglich, nachdem die Myomgröße durch eine Hormontherapie reduziert wurde. Denn auch die endoskopische Myomoperation hat ihre Grenzen, und der Eingriff ist einfacher, wenn die Wucherungen durch hormonelle Vorbehandlung verkleinert wurden.

Eierstockzysten

Sind bei jungen Mädchen die Eierstöcke zystisch verändert, so wird man ebenfalls nicht sofort nach der Diagnose den Bauch aufschneiden – eine Reihe von funktionellen Zysten sind lediglich Ausdruck von Hormonstörungen und lassen sich durch eine milde Hormontherapie beseitigen. In diesen Fällen ist es auch nicht notwendig, den Körper junger Frauen durch Operationsnarben zu verunstalten oder gar beide Eierstöcke zu entfernen. Oft wird im Rahmen einer Röntgen- oder Ultraschalluntersuchung eine Zystenansammlung an den Eierstöcken entdeckt, die der Frau bisher unbekannt war und die auch keine Beschwerden verursachte. Die Ursachen dieser »polyzystischen Ovarien« sind nicht genau bekannt. Durch einen Überschuß an männlichen Hormonen, die unter anderem auch zu einer Verdickung der Eierstockkapsel führen, kann es zur Heranreifung vieler Eibläschen kommen, die allerdings bei einer Größe von zirka fünf bis zehn Millimetern ihr Wachstum einstellen. Ein Unkundiger wird auf den ersten Blick angesichts der vielen Zysten am Eierstock erschrecken, doch nichts wäre schlechter, als eine Operation anzuraten. Die »Pille«, über mehrere Monate genommen, stellt die Eierstöcke ruhig und bringt oft das Wunder zustande, daß die vielen kleinen Zysten verschwinden.

Ähnlich erfolgreich ist eine Hormontherapie auch bei jenen Zysten der Eierstöcke, die in der ersten oder zweiten Zyklushälfte entstehen und sich aufgrund einer Hormonstörung nicht weiterentwickeln. Normalerweise reift unmittelbar nach jeder Menstruation ein Eibläschen, das in der Monatsmitte, zum Zeitpunkt des Eisprungs, die Eizelle freisetzt. Manchmal schafft es der Follikel nicht, die Eizelle herauszukatapultieren. Das Bläschen bleibt dann über die Zeit des Eisprungs hinaus erhalten und kann selbst nach der darauffolgenden Menstruation noch beobachtet werden. Derartige standhafte Zysten gibt es auch in der Gelbkörperphase. Diese sogenannten Luteinzysten sind meist aus dem Gelbkörper entstanden.

Hormone fördern das Wachstum und den Niedergang dieser Zysten, Störungen im hormonellen Bereich können mit dem Auf und Ab der Bläschen interferieren und hormonelle »Zysten« erzeugen.

Obwohl man selbst bei jungen Patientinnen mit Zysten stets vorsichtig sein muß, ist die Probe aufs Exempel vertretbar: Hormonzysten sind nicht größer als drei bis vier Zentimeter. Nimmt die Patientin für drei Monate einen Ovulationshemmer, so wird das Ovar ruhiggestellt; die aus dem Eierstock aufschießende Zyste müßte demnach verschwinden. Ist dies tatsächlich der Fall, so hat man mit der Pille der Frau eine Operation erspart. Spricht die Zyste auf diese Therapie nicht an, kann man auch hier die Technik des endoskopischen Operierens anwenden: Über die Bauchspiegelung sucht man zunächst die Zyste auf. Mit komplizierten, sehr feinen Instrumenten, die durch das Endoskop in die Bauchhöhle eingeführt werden, kann die Zyste entfernt werden. Selbstverständlich muß sie histologisch untersucht werden. So befreit man bisweilen auch dort eine Frau schonend von Eierstockzysten, wo eine Hormonbehandlung nicht ausreicht oder nicht angezeigt ist.

Eileiterschwangerschaft

Die Kombination von Hormonen und Endoskopie zu therapeutischen Zwecken wird sich noch weiter entwikkeln. Selbst für nicht ungefährliche Erkrankungen, wie es zum Beispiel Eileiterschwangerschaften sind, hat man dieses Konzept übernommen: Einerseits gelingt es oft endoskopisch, die Eileiterschwangerschaft vollständig zu entfernen, ohne der Frau den Bauch aufschneiden zu müssen. Endoskopische Operationen sind aber nicht sehr einfach und setzen ein hohes Maß an Geschicklichkeit, Geduld und Konzentration voraus. Dabei muß mit den dünnen Instrumenten der Eileiter geöffnet, die Schwangerschaft entfernt und bisweilen der kleine Schnitt noch genäht werden. Deshalb sind einfachere Systeme vorgestellt worden, die eine direkte Operation an den Eileitern überflüssig machen: Hormonähnliche Substanzen werden in die Eileiterschwangerschaften instilliert. Diese Maßnahme beendet das Wachstum der Schwangerschaftszellen in den Tuben, der Körper resorbiert sie. Auch so ersetzen Hormone eine Operation.

Hormone ersetzen das Messer

Hormonbehandlung bei Myomen:

- 150 mg Medroxyprogesteron als monatliche Injektion
  oder
- 400 mg GNRH-Analoga als monatliche Injektion

Zysten bei jungen Mädchen:

- »Pille« für 6 Monate

(Gynäkologische Beratung und Untersuchung unbedingt erforderlich.)

15.

Hormone und die weibliche Brust

Kein anderer Körperteil der Frau symbolisiert in so hohem Maß weibliche Schönheit, Stärke und sexuelle Ausstrahlung wie die Brust.

Unter dem Einfluß der Östrogene beginnt in der Pubertät die Entwicklung des Brustdrüsengewebes, das lebenslang hormonabhängig bleibt. Biologische Höchstleistungen erbringen die Brüste zweifellos während der Stillzeit.

Östrogene und Gelbkörperhormone ergänzen sich gegenseitig an diesem Organ. Am Oberkörper der weiblichen Feten finden sich entlang der beiden Milchleisten zahlreiche Brustdrüsenknospen.

Die meisten bilden sich zurück, aber bisweilen werden bei der ärztlichen Untersuchung unterhalb der Brust in der Linie der Brustwarzen muttermalähnliche Stellen entdeckt, die in Wirklichkeit embryonale Brustwarzen darstellen.

In der Pubertät stoßen die Östrogene das Wachstum der Brüste an, wobei ein seltsames Phänomen zu beobachten ist. Die Brüste entwickeln sich ungleich. Auch in ausgewachsenem Zustand haben viele Frauen eine größere und eine kleinere Brust.

Diese Laune der Natur kommt sehr häufig vor und sollte die Betroffenen nicht beunruhigen: Eine unterschiedliche Hormonsensibilität, vor allem aber genetische Faktoren sind die Ursache dieser kleinen Ungleichheit.

Daß Hormone auch an der ausgereiften Brust monatliche Volumenschwankungen hervorrufen, die sich natürlich in anatomischen Grenzen bewegen, kennen viele Frauen aus eigener Erfahrung. Manche spüren ganz vehement, daß die Brüste um den Eisprung oder während der prämenstruellen Phase voller und gespannter sind.

Die Schwangerschaft stellt ein weiteres Zeugnis für die Hormonabhängigkeit dieses Organs dar: In der Frühschwangerschaft beginnen die Brustwarzen sich zu vergrößern, das gesamte Brustvolumen vermehrt sich. Die Größe der Brust wird also vom Einfluß der Hormone bestimmt.

Auch bei der erwachsenen Frau können Östrogene – natürlich in Grenzen – die Konturen der Brust modulieren. Schon nach mehrmonatiger Pilleneinnahme beobachten die Frauen, daß sich das Brustdrüsengewebe strafft. Mitunter wirkt sich dies auf die BH-Größe aus. Vor allem die östrogenreichen Pillen bewirken eine Zunahme der Brustgröße.

Allerdings darf man sich keine falschen Hoffnungen machen. Der hormonelle Aktionsradius ist nämlich begrenzt, wenn es darum geht, die Brust zu vergrößern. Die Brustdrüse wird durch Hormone zwar voller, eine deutliche Volumenzunahme hingegen ist nur durch eine kosmetische Operation erreichbar.

Die in der »Pille« enthaltenen Hormone können andererseits bis zu einem gewissen Grad jenen Frauen helfen, die darunter leiden, eine zu kleine Brust zu haben. Ein halbes Jahr lang muß wöchentlich ein Östrogen-Gestagen-Gemisch injiziert werden. Von der ersten Injektion an besteht gleichzeitig auch ein Empfängnisschutz. Mit dieser Hormontherapie kann man auch nach der Pubertät noch die Brust optimieren. Manche Frauen, die sich dieser Behandlung unterzogen, sind mit dem Resultat recht zufrieden. Andererseits wäre es unrealistisch, von dieser Hormontherapie Wunder zu erwarten.

Nach der Injektionskur empfiehlt es sich, während der folgenden zwei Jahre die Pille einzunehmen. Dadurch wird der plastische Effekt der Injektionen stabilisiert.

Hormone können die Brüste verschönern – natürlich in engen Grenzen. Hormone können aber auch Brustleiden heilen. Vor allem beim prämenstruellen Syndrom, aber auch unabhängig davon, klagen viele Frauen unmittelbar vor der Regel über so starke Brustschmerzen, daß es ihnen unmöglich ist, in Bauchlage zu schlafen. Jede Berührung schmerzt, beunruhigt und belästigt die Frau ganz erheblich.

Eindrucksvoll hilft hier das Gelbkörperhormon, das in Salbenform verwendet wird. Während der Tage der Brustschmerzen werden beide Brüste mit einer Gelbkörpersalbe bestrichen. Das Progesteron wandert durch die Haut und beruhigt das schmerzhafte Gewebe.

Auf diese einfache Therapie spricht auch die Mastopathie sehr gut an, bei der sich die Brüste hart, wie von Schotter gefüllt, anfühlen.

Hormonelle Brustvergrößerung

- 50 mg Estradiolundecylat und
- 250 mg Hydroxyprogesteroncaproat

als wöchentliche Injektion durch 20 Wochen.

Gelee gegen Brustschmerzen

3%ige Gelbkörpersalbe
2 × täglich auf der Brust verreiben.

16.

Der Eierstock und das Körpergewicht

Hormone werden bisweilen mit etwas Unangenehmem assoziiert, nämlich mit der Zunahme des Körpergewichtes. Dies trifft tatsächlich zu. Die Hälfte aller Frauen, die in den Wechseljahren an einem Östrogenmangel leiden, legen im Durchschnitt etwa fünf Kilo zu. Bei einem Viertel beträgt die Gewichtszunahme nach deutschen Untersuchungen fast zehn Kilo. Die fehlenden Hormone lassen also das Körpergewicht ansteigen. In diesem Sinn ist es wahr, daß die Eierstöcke der Frau auch das Körpergewicht modulieren.

Gleiches kennt man aus dem Tierexperiment: Werden bei Versuchstieren die Eierstöcke operativ entfernt, so folgt eine Gewichtszunahme. Behandelt man die Tiere anschließend mit Östrogenen, nimmt das Gewicht wieder ab.

Tiere sind über jeden Placeboeffekt erhaben. Wenn im Rahmen eines Östrogenmangels auch bei Säugern Gewichtsprobleme manifest werden, so ist dies der beste Beweis, daß die Eierstockaktivität tatsächlich die Proportionen und das Körpergewicht der Frau beeinflußt.

Wenn man die fehlenden weiblichen Hormone sachkundig ergänzt, so bewirkt dies eher eine Stabilisierung als eine Erhöhung des Gewichts.

Allerdings ist eines schon richtig: Auch ein Zuviel an Hormonen kann die Lage verändern. Wird das Östrogen überdosiert, dann kommt es zu einer vermehrten Wassereinlagerung im Gewebe und damit natürlich auch zu einer Veränderung des Gewichts. Aus diesem Grund ist es sinnvoll, bei Patientinnen, die leicht zunehmen, gelegentlich den Östrogenspiegel zu kontrollieren.

Dem natürlichen Progesteron kommt ein leichter harntreibender Effekt zu. Das ihm verwandte Spironolacton wird ja sogar gezielt eingesetzt, um die Wasserausscheidung zu verbessern. Der Eierstock bedient sich demnach auch dieses Hormons, um das Gewicht der Frau zu stabilisieren.

Aber auch kleine, schwer meßbare Hormongruppen, die zwar mit den Eierstöcken der Frau kommunizieren, von ihnen aber nicht produziert werden, haben über den Appetit einen Einfluß auf das Gewicht. So entdeckte man vor kurzem im Magen-Darm-Trakt Peptidhormone, die auch im zentralen Nervensystem vorkommen und dort das Eßzentrum beeinflussen (zum Beispiel Cholecystokinin, Bombesin).

Diesbezügliche Erkenntnisse wurden auch an Tieren gewonnen. Entzieht man Schweinen diese Hormone, so hat das eine unkontrollierte Nahrungsaufnahme zur Folge. Auf diesem Wege beeinflussen Hormone das Körpergewicht.

Ähnliches vermutet man auch von den Endorphinen, dem körpereigenen Morphium; sie sollen ebenfalls das Eßverhalten und die Fettverteilung im Körper modulieren.

Diese Erkenntnisse sind jedoch noch nicht soweit gesichert, daß sie für die Behandlung am Menschen genutzt werden könnten. Eines steht jedoch fest: Das ausgewogene Verhältnis von Östrogen und Gelbkörperhormon ist ein Mitgarant für das stabile Körpergewicht der Frau.

Die Geschlechtshormone scheinen auch den Aminosäurespiegel des Körpers zu beeinflussen. Möglicherweise wird man diese Eigenschaft in Zukunft therapeutisch und auch diagnostisch nutzen können.

17.

Die Hormontherapie im Klimakterium

Die Geschlechtshormone der Frau dienen nicht nur der Fortpflanzung, sondern sind Voraussetzung für ihre Schönheit, ihre erotische Kraft und vor allem für ihre seelische und körperliche Gesundheit. Größtenteils werden sie in den Eierstöcken synthetisiert, allerdings sind auch andere Organe und Drüsen in der Lage, sie zu produzieren, wenn auch in wesentlich bescheidenerem Ausmaß. Stellen die Eierstöcke im Klimakterium ihre Tätigkeit ein, kann dies bei manchen Frauen zu einem Hormonmangel führen, bei manchen reicht allerdings noch die geringe Östrogenmenge aus, die aus anderen Quellen kommt.

Die Eierstöcke sind Drüsen mit innerer Sekretion, der Bauchspeicheldrüse vergleichbar. Vermindert diese ihre Aktivität, so leidet der Körper unter einem Mangel an Insulin, der zu Diabetes führt. Niemand wird heute zögern, ab einem gewissen Schweregrad das fehlende Stoffwechselhormon zu ersetzen.

Ähnliches gilt auch für die Hormone, die in den Keimdrüsen der Frau gebildet werden. Signalisiert der Körper einen Mangel an diesen wichtigen inneren Boten, so sollen sie zugeführt werden, wie bei der Zukkerkrankheit das Insulin.

Damit beantwortet sich die Frage von selbst, welche

klimakterische Frau eine Hormonbehandlung beanspruchen soll: in erster Linie jene, die von Hormonmangelbeschwerden gequält wird.

Allerdings gibt es auch Patientinnen, bei denen, obwohl sie sich wohl fühlen, eine Hormontherapie angezeigt ist; es sind dies Frauen, die eine größere Menge an Keimdrüsenhormonen benötigen, bei denen jene Hormonmenge, die normalerweise für das Wohlbefinden genügt, aus anderen Überlegungen unzureichend scheint: Frauen mit schwächlichen Knochen, die damit ein Osteoporoserisiko in sich tragen; Frauen, die rauchen; Frauen mit einem hormonell bedingten hohen Cholesterinspiegel und Frauen mit einer unruhigen Gebärmutterschleimhaut – Risikopatientinnen also, für die eine vorbeugende Hormonbehandlung notwendig ist.

Welche Frau soll im Klimakterium mit Hormonen behandelt werden?

1. Frauen, die an Beschwerden leiden, welche durch einen Hormonmangel ausgelöst sind.
2. Risikopatientinnen, die Hormone vorbeugend benötigen.

Eine zweite Frage ist nicht weniger aktuell, nämlich die nach der Dauer einer Hormontherapie bei klimakterischen Frauen. Auch darauf ist die Antwort nicht schwer: Nimmt die betroffene Frau Hormone wegen ihrer Beschwerden, so soll sie es tun, solange die Mangelsymptome bestehen. Pausiert sie für kurze Zeit mit der Hormontherapie und reagiert ihr Körper dann erneut mit Mangelsymptomen, so muß die Behandlung fortgeführt werden.

Erfolgt die Therapie jedoch vorbeugend, so konzipiert man sie für mindestens acht Jahre und länger.

Wie lange ist eine Hormonbehandlung im Klimakterium notwendig?
1. Erfolgt die Behandlung wegen Hormonmangelsymptomen, dann soll die Therapie fortgesetzt werden, solange die Beschwerden in der Behandlungspause erneut auftreten. 2. Erfolgt die Behandlung zur Vorbeugung, dann sind mindestens acht Jahre notwendig.

Zwei grundsätzliche Fragen sollen vor jeder Hormontherapie mit der betroffenen Frau diskutiert werden:

1. die unnötige Angst vor dem Krebs und
2. die Ungefährlichkeit und Bedeutung der monatlichen Blutung, die unter einer Hormonbehandlung in den Wechseljahren wieder auftreten kann.

Zwei Arten von Krebsgeschwülsten werden mit den Hormonen in Zusammenhang gebracht: der Gebärmutterkrebs und der Brustkrebs. Grundsätzlich muß gesagt werden, daß Hormone, wenn sie in der Form verabreicht werden, wie es der weibliche Körper über Jahrzehnte selbst tut, nichts Böses auslösen können – wird doch nur die Natur imitiert. Erfolgt die Hormontherapie richtig, dann schützt sie im Gegenteil den Körper vor Krebs.

Hat eine Frau über Jahrzehnte keinen Eisprung, dann fehlt ihr das Gelbkörperhormon, das ja stets erst ab dem Eisprung erscheint. In der Folge wird der Körper mit einem Östrogen-Dauerbombardement überschüttet, weil das gewebsberuhigende Progesteron fehlt. Dies wird als eine Ursache des Gebärmutterkrebses gedeutet.

Auch in den Jahren vor der Menopause ovuliert eine Frau nicht jeden Monat. Nicht ein Östrogen-, sondern ein Gelbkörperhormonmangel läutet das Klimakterium ein. Demnach gibt es Frauen, die über Jahre einem Östrogenüberschuß ausgesetzt sind. Eine Hormonbehandlung während der Wechseljahre bringt dies ins Lot: das Östrogen wird stets durch Progesterongaben ergänzt, die ein Überwuchern der Gebärmutterschleimhaut verhindern.

Gleiches gilt im Prinzip auch für die Brust, der man sicher nicht schadet, wenn man die Hormone nach den Regeln der ärztlichen Kunst verabreicht. In letzter Zeit wurde der Zusammenhang zwischen Östrogenen und der Entstehung des Brustkrebses in Frage gestellt. Im Leben der Frau gibt es Perioden, die von exzessiven Östrogenmengen gekennzeichnet sind: Während einer Schwangerschaft überfluten Megadosen an Östrogen den weiblichen Körper; bestünde ein Zusammenhang zwischen Brustkrebs und Östrogenen, so würden mehrfache Mütter zu diesem Krebs besonders neigen; die Wirklichkeit ist jedoch anders – gerade diese Frauen scheinen eher gegen den Brustkrebs gefeit zu sein.

Angenehm wird meist das Verschwinden der Monatsblutung im Wechsel empfunden – tritt die Menstruation unter der Hormontherapie erneut auf, so bekommen zahlreiche Betroffene Angst – Angst vor einem möglichen Krebs.

Auch hier ist die Wirklichkeit anders: Gerade die erneut beginnende Regel schützt vor dem Gebärmutterkrebs; die langsam wachsende Schleimhaut in der Gebärmutterhöhle soll ab und zu ausgestoßen werden, weil dadurch ihre Entartung verhindert wird.

Für viele Frauen ist die Monatsblutung der einzige Grund, auf die vielen Vorzüge einer Hormontherapie zu verzichten. Werden diese Patientinnen jedoch motiviert, eine Blutung zu akzeptieren, und wird ihnen vor allem erklärt, darin auch einen Vorteil zu sehen, dann ist meiner Erfahrung nach die Akzeptanz groß, und die wiederkehrende Blutung wird leichter toleriert.

Das Prinzip

Die Hormonbehandlung von Wechseljahrsbeschwerden ist im Grunde einfach. Sie soll lediglich die Natur imitieren und den weiblichen Körper in derselben Art mit Hormonen versorgen, wie es vorher Jahrzehnte hindurch die Eierstöcke taten. Der Menstruationszyklus einer geschlechtsreifen Frau dauert rund 28 Tage und zerfällt in zwei Teile: Vor dem Eisprung bilden die Keimdrüsen Östrogen; in der dritten und vierten Woche, postovulatorisch (= nach dem Eisprung), gesellt sich zum Östrogen auch noch das Gelbkörperhormon.

Dieser natürliche Kreislauf soll bei der klimakterischen Hormontherapie simuliert werden. Auch hier beginnt die Behandlung mit einem Östrogen, dem für mindestens zehn Tage pro Monat ein Verwandter des Gelbkörperhormons beigegeben werden muß. Während dieser Zeit kann das Östrogen abgesetzt oder auch weiter verabreicht werden.

Anschließend beginnt der Behandlungszyklus wieder von vorne, einige hormonfreie Tage können, müssen aber nicht zwischen zwei Therapiemonaten eingelegt werden.

Es gibt aber noch einen weiteren Grundsatz, der bei der Behandlung von Wechseljahrsbeschwerden berücksichtigt werden muß: Die zugeführten Hormone sollen auch in ihrer Dosis der Natur angepaßt bleiben. Vor allem ein Überschuß an Östrogenen verursacht mitunter Beschwerden.

Deshalb muß man auch vor Behandlungsbeginn die grundsätzliche Frage klären, ob ein Östrogen- oder ein Gelbkörpermangel vorliegt. Wie bereits erwähnt, fängt das Klimakterium ja mit einem Progesterondefizit an. Zwar lassen sich viele, aber nicht alle Wechselbeschwerden auf einen Östrogenmangel zurückführen, manche jedoch entstehen durch eine Progesteronminderversorgung. Würde man in diesen Fällen Östrogene verabreichen, so könnten sich die Gelbkörperausfallssymptome verstärken.

Meist sind die Symptome des Klimakteriums so klar, daß die Diagnose allein aufgrund des ärztlichen Gesprächs gestellt werden kann. Hitzewallungen, Schweißausbrüche, Schlaflosigkeit, Gelenkschmerzen und Probleme der Haut deuten auf einen Östrogenmangel hin, der durch eine Östrogen-Gelbkörperhormon-Behandlung geheilt werden kann. Zunächst soll man sich mit der niedrigsten Östrogendosis begnügen. Gestaltet sich die Hormoneinstellung schwierig, so können Hormonbestimmungen die Behandlung erleichtern.

Eine Überdosierung von Östrogenen bereitet mitunter Beschwerden: Wasseransammlung, Spannungsgefühle und Gewichtszunahme treten auf. Berichtet eine Patientin über diese Symptome, so erscheint eine Dosisreduktion sinnvoll.

Besteht überhaupt nur ein Progesteronmangel, so wäre man mit einer blinden Östrogenzufuhr nicht gut beraten.

Das Gelbkörperdefizit geht mit manchen Zeichen eines Östrogenüberschusses einher, mit einem Wasserstau, mit Depressionen (diese können allerdings auch östrogenbedingt sein) sowie mit Beschwerden, die dem prämenstruellen Syndrom gleichen. Die Therapie der Wahl besteht naturgemäß in der Zufuhr des fehlenden Gestagens.

In Zweifelsfällen kann eine Hormonuntersuchung das klinische Auge des Arztes ergänzen. Gilt es doch oft zu differenzieren, ob es tatsächlich bereits das Klimakterium ist, das die Beschwerden auslöst, oder ob andere Organe, wie z. B. die Schilddrüse, ähnliche Symptome hervorrufen.

Auch die besprochene Unterscheidung zwischen Progesteron- und Östrogenmangel ist durch eine Hormonuntersuchung möglich, ebenso kann dadurch geklärt werden, ob der künstliche Hormonspiegel in etwa dem natürlichen entspricht oder ob eine Unter- bzw. Überdosierung vorliegt.

Bei der Behandlung klimakterischer Beschwerden mit Hormonen kann eine Hormonuntersuchung sinnvoll sein:
1. Um klimakterische Beschwerden von anderen Erkrankungen zu unterscheiden. 2. Um einen Östrogen- von einem Gelbkörpermangel zu differenzieren. 3. Um in Problemfällen die Konzentration der zugeführten Hormone im Blut zu überwachen.

Der Hormonmangel schmerzt im Gelenk

Zu den ersten Beschwerden der klimakterischen Frau gehören Gelenkschmerzen, die sich vor allem morgens manifestieren. Meist sind es die Fingergelenke, die steif sind und nach dem Aufstehen einige Zeit brauchen, um wieder beweglich zu werden. Auch die Umgebung bemerkt die Symptome: die Betroffene reduziert ihre sportlichen Aktivitäten, nachdem ihr jede Bewegung Beschwerden verursacht.

Von den Schmerzen sind bisweilen ganze Muskelpartien betroffen und erschweren das Bücken, das Sitzen und die normalen Aktivitäten im Alltag.

Zunächst werden die Ursachen dafür beim Rheuma gesucht und zahlreiche Untersuchungen in die Wege geleitet, die jedoch oft nichts ergeben. Unbefriedigt bleiben Arzt und Patientin zurück. Schließlich wird der Patientin geraten, trotz der normalen Befunde Antirheumatika zu versuchen. Wenn auch das die Schmerzen nicht lindert, wird die Frustration groß und das Heil in Kuren und Bädern gesucht.

Zweifellos ist bei jeder Weichteil- bzw. Gelenkerkrankung eine internistische Abklärung unabdingbar. Kommt man damit aber nicht weiter und treten die Beschwerden erstmals im Klimakterium auf, so sollte auch an ein Hormondefizit gedacht werden.

Östrogene versorgen anscheinend auch die Gelenkkapseln mit der notwendigen biologischen Schmiere. Die Gelenkflüssigkeit trocknet aus, wenn das Östrogen absinkt.

Aufgeschlossene Patientinnen denken mit Recht weiter und vermuten hinter den Symptomen bereits die Knochenerweichung, die Osteoporose, die zunächst jedoch keine Schmerzen bereitet, sondern akut nach Jahren mit Knochenbrüchen die Patientin heimsucht. Demnach ist es auch nicht die Osteoporose, die im Klimakterium schmerzt, sondern es sind der östrogenbedürftige Muskel und die vertrockneten Gelenke. Durch eine Östrogenzufuhr kann die Patientin von den Gelenkschmerzen befreit werden.

Die Behandlung

Zur Behandlung klimakterischer Beschwerden stehen jene drei Hormongruppen bereit, die die Keimdrüsen der Frau normalerweise bilden: Östrogene, Verwandte des Gelbkörperhormons und männliche Wirkstoffe.

Die Östrogene

Selbst für den interessierten Mediziner ist die Lehre von den Hormonen oftmals ein Buch mit sieben Siegeln; um wieviel mehr wird sich auch der unvoreingenommene Laie sträuben, einen kleinen Ausflug in die Welt jener Hormone zu machen, die bei der Behandlung des Klimakteriums angewandt werden.

Bei den Östrogenen sind es drei Gruppen, die man zur Therapie von Wechseljahrsbeschwerden heranzieht: Östron, Östradiol und Östriol.

Das Östradiol

Das Hauptöstrogen der weiblichen Keimdrüsen ist das Östradiol: Entnimmt man zum Zeitpunkt des Eisprunges aus einer Vene eine Blutprobe, so befinden sich in 1 ml Blutserum 200 bis 300 pg Östradiol. Vor bzw. nach der Menstruation sind es nur 50 pg/ml. Damit ist der Rahmen abgesteckt, der während einer Hormonzufuhr von außen nicht unter- bzw. überschritten werden soll.

Östradiol als Pulver:

Das Östradiol ist ebenso empfindlich und zart wie die weibliche Geschlechtsdrüse, der es entstammt. Bei oraler Gabe wird es nach dem Eintreffen im Magen von dem ätzend wirkenden Magensaft sofort in seine Bestandteile zerlegt und zerstört. Damit entfällt die Möglichkeit, dem Organismus Östradiol in Tablettenform zuzuführen. Findige Chemiker ließen sich deswegen etwas einfallen.

Einerseits bestückten sie unzählige kleine Kristalle mit dem Östradiol, das der Magensaft dann nicht mehr abzubauen imstande ist – das »mikronisierte« Östradiol war geboren. Es ist z. B. in den Medikamenten Trisequens oder im Östrofem enthalten.

Andererseits konnte man – und das war eine weitere Entdeckung – Östradiol auch mit einem Alkohol paaren. Die dabei entstehende Verbindung – ein sogenannter Ester – ist ebenfalls gegenüber dem Magensaft resistent und findet sich z. B. in dem Präparat Progynova. So gelingt es mit einigen Tricks, das wichtigste weibliche Hormon, das Östradiol, auch über den Magen dem Körper zuzuführen, wo es allerdings mit unterschiedlicher Geschwindigkeit wieder abgebaut wird. Am schnellsten werden die Östradiolester eliminiert, danach das mikronisierte Östradiol. Dementsprechend gehören die Ester zu den leichtesten Präparaten, gefolgt von den mikronisierten Östrogenpillen. Am langsamsten wird ein anderes Östrogen abgebaut, das Östron, auf das ich später noch zurückkommen werde.

Östradiolinjektionen:

Alles, was dem Körper über den Magen-Darm-Trakt zugeführt wird, kann Übelkeit hervorrufen, so auch die Östradiolpillen. Deshalb versuchte man schon lange, das Östradiol in Form einer Injektion zu verabreichen, was den zusätzlichen Vorteil mit sich bringt, daß die tägliche Pilleneinnahme entfällt.

Allerdings eignet sich diese Form der Behandlung in erster Linie für jene Patientinnen, denen die Gebärmutter operativ entfernt wurde. Ansonsten kann es zu unregelmäßigen Blutungen kommen, die man durch monatliche Gelbkörpergaben halbwegs wieder ins Lot bringt.

Werden Frauen, die noch eine Gebärmutter haben, mit Östradiolinjektionen behandelt, so muß zusätzlich ein Gelbkörperhormon in Pillen- oder Zäpfchenform gegeben werden. Bei Frauen, deren Gebärmutter entfernt wurde, kann man, muß aber nicht, die Behandlung durch Progesteronderivate ergänzen.

Östradiolinjektionen eignen sich also vor allem für jene Frauen, die keine Gebärmutter mehr haben. Den Vorteilen stehen jedoch auch Nachteile gegenüber; unmittelbar nach der Spritze steigt der Östrogenspiegel im Körper hoch an und kann Überdosierungserscheinungen hervorrufen.

Östradiolinjektionen

Vorteile:
1. Die tägliche Pilleneinnahme entfällt
2. Keine Belastung des Magen-Darm-Traktes

Nachteile:
Hoher Östrogenspiegel unmittelbar nach der Injektion.

Östradiol als Kristall:
Um die Wirkungsdauer der Injektion zu verlängern, kann das Östradiol als kleiner Kristall unter die Haut implantiert werden. Der Eingriff ist so minimal, daß man dafür nicht einmal eine Lokalanästhesie benötigt. Mit einem injektionsähnlichen Gerät wird der nur wenige Millimeter lange Kristall unter die Haut geschoben.

Wegen der Gefahr von Blutungsunregelmäßigkeiten soll auch er in erster Linie bei Frauen ohne Gebärmutter angewandt werden.

Die Vorteile sind ähnlich wie bei der Östradiolinjektion: der Magen-Darm-Trakt wird damit umgangen, eine tägliche Pilleneinnahme ist nicht mehr nötig. Darüber hinaus ist die Hormonanflutung im Körper langsamer als nach der Injektion; die dort beobachteten Spitzenwerte entfallen.

Der Nachteil liegt in der Applikationsart, in der Einschränkung auf Frauen ohne Gebärmutter sowie in der Tatsache, daß bei einer möglichen Unverträglichkeit der Kristall nicht mehr entfernt werden kann.

Der Östradiolkristall
Vorteile: Die gleichen wie bei der Östradiolinjektion, außerdem: 1. Längere Wirkungsdauer als Injektion 2. Gleichmäßigere Blutspiegel Nachteile: 1. Applikationsart 2. Unmöglichkeit der Entfernung bei unerwarteter Reaktion.

Östradiolpflaster:
Die Haut ist nicht nur Schutzorgan, sondern auch Öffnung unseres Körpers: Reibt man mit einer Knoblauchzehe den Handrücken ein, so landet Minuten später der Geschmack auch im Mund, obwohl dieser mit dem Gewürz nie in Berührung kam. Diese raffinierte Resorption nutzt man auch für die Hormontherapie. Man umgeht dadurch ebenfalls den Magen-Darm-Trakt und vermeidet darüber hinaus eine Belastung der Leber. Letzeres wurde jüngstens jedoch in Frage gestellt, mit dem Argument, daß die natürlichen Hormone auch einer erkrankten Leber nicht schaden.

Eines ist allerdings sicher: Das Hormonpflaster ist bisweilen verträglicher für den Magen-Darm-Trakt, da jene Abbauprodukte im Verdauungstrakt fehlen, die Unverträglichkeitserscheinungen hervorrufen können.

Als Nachteil ist allerdings zu notieren, daß die Haut

bisweilen gegen das Pflaster rebelliert und mit einer Allergie reagiert.

Weiter schätzen es manche Frauen nicht sehr – neben der Manipulation –, durch das Pflaster als Östrogenmangelpatientin stigmatisiert zu sein.

Das Östradiolpflaster TTS gibt es in drei Stärken, wobei die schwächste Form, das TTS 25, für die normale klimakterische Behandlung nicht ausreicht. Wir verwenden dieses mitunter dann, wenn Patientinnen jenseits des 60. Lebensjahres eine Östrogenbehandlung beginnen möchten. Bekanntlich hat man mit dieser Pflasterstärke bei Patientinnen in Altersheimen beachtliche Erfolge erzielt. Das Kommunikationsverhalten der älteren Patientinnen verbesserte sich sprunghaft.

Das Pflaster eignet sich vor allem dort, wo man in vorsichtiger Weise Östrogen zuführen möchte, ohne den Darm zu belasten. Ferner sollte diese Form der Östrogenzufuhr bei Migränepatientinnen gewählt werden.

Es gibt aber auch stärkere Östradiolpflaster, das TTS 50 und das TTS 100, die in therapeutisch angezeigten Fällen gute Dienste leisten.

Das Östradiolpflaster

Vorteile:
1. Umgehung des Magen-Darm-Kanals
2. Niedrigerer Östrogenspiegel im Vergleich zur Injektion und zum Kristall

Nachteile:
1. Bisweilen Hautunverträglichkeit
2. Gefühl der Stigmatisierung.

Östradiolsalbe:
Diese Anwendungsform des Östradiols als Salbe wurde in Frankreich entwickelt. Ungefähr drei Zentimeter Tubeninhalt werden täglich in die Haut massiert und damit jene Konzentration erzielt, die der Körper benötigt. Die intelligente Klimakterikerin dosiert selbst, die tägliche Salbenmenge kann leicht entsprechend den Beschwerden variiert werden.

Die Vorteile des Pflasters treffen auch auf die Östrogensalbe zu. Darüber hinaus verursacht diese Form der Hormonzufuhr keine Allergie, sie ist diskret und kann von der Patientin selbst moduliert werden.

Als Nachteil ist allerdings die unterschiedliche Resorptionsrate zu nennen, die bisweilen einen zu geringen Blutspiegel bewirkt.

Der Vollständigkeit halber sei hier nochmals darauf hingewiesen, daß auch während einer Pflaster- und Salbenbehandlung zum Schutz der Gebärmutterschleimhaut eine Gelbkörperverabreichung notwendig ist.

Die Östradiolsalbe

Vorteile:
1. Keine Hautallergie
2. Die Behandlung bleibt unbemerkt
3. Die Patientin hat die Möglichkeit, die tägliche Dosis zu variieren.

Nachteil:
Unterschiedliche Resorptionsrate.

Das Östriol:

Das zweite Östrogen, das im Klimakterium sinnvoll einsetzbar ist, heißt Östriol. Geringe Dosen Östriol kann der Körper aus dem Östradiol selbst herstellen. Das Östriol wirkt schwächer als das Östradiol, allerdings ist es das wichtigste Hormon für die Schleimhaut, die unter diesem Hormon zu jugendlicher Frische erblüht. Bei trockener Scheide, Blasenstörungen und jukkenden Schrumpfungstendenzen der äußeren Geschlechtsteile ist Östriol das Mittel der Wahl. Allerdings ist es nicht in der Lage, die Knochen zu schützen oder das Cholesterin zu reduzieren. Das Östriol gibt es als Tablette, als Scheidenzäpfchen und auch als Salbe, mit der die äußeren Geschlechtsteile behandelt werden sollen, wenn die Haut dünn und atrophisch wird.

Klimakterische Ausfallserscheinungen an Blase und Scheide sind demnach die Hauptindikationen für dieses Hormon.

Die typischen Wechseljahrsbeschwerden wie Wallungen, Schweißausbrüche und Schlaflosigkeit werden vom Östriol nur wenig beeinflußt. Auch die Gebärmutterschleimhaut bleibt von ihm unberührt, wodurch die bei einer Hormontherapie normalerweise notwendige Blutung unterbleibt.

Das Östriol

Vorteile:
1. Ausgezeichneter Effekt auf Blase und Scheide
2. Es läßt die Gebärmutterschleimhaut unberührt und ruft dadurch keine Blutung hervor

Nachteile:
1. Kein Schutzeffekt auf die Knochen
2. Wenig Einfluß auf Hitzewallungen.

Das Östron:

Einer klugen Hausfrau vergleichbar, bildet der weibliche Körper Reservoire für seine Hormone. Um das Östradiol zu speichern, wird es vorher in seine Depotform, in das Östron, umgewandelt, aus dem bei Bedarf stets das Östradiol abgerufen werden kann.

Nicht nur das aktive Östradiol, sondern auch die Speicherform Östron kann als Pille verpackt dem Körper zugeführt werden. Die Gewinnung des Wirkstoffs ist einfach; sie erfolgt aus dem Harn trächtiger Stuten, der dieses Depotöstrogen in so hoher Konzentration enthält, daß es leicht isoliert werden kann. Die berühmten konjugierten Östrogene wie das Premarin, das Presomen oder das Conjugen gehören in diese Hormonklasse. »Konjugiert« besagt, daß das Östron nie rein, sondern stets gebunden, nämlich an Schwefelsäure, auftritt. Was man aus dem Harn trächtiger Stuten gewinnt, enthält allerdings nicht nur das Östron, sondern sieben weitere Verbindungen, von denen es vier beim Menschen nicht gibt. In dieser Vielfalt liegt der Vorteil, jedoch auch der Nachteil dieser Hormongruppe.

Östronsulfate sind in Pillen verpackt und bringen daher das gleiche Problem mit sich wie das Östradiol: ein zu rascher Abbau muß verhindert werden. Dabei kommt dem Östronsulfat das Pferdeeiweiß zu Hilfe, das der menschliche Körper nur langsam zu eliminieren vermag – dadurch wirkt die Verbindung ausreichend lange im weiblichen Organismus. So gehört das Östronsulfat zu den stark wirksamen Östrogenen und wird dann eingesetzt, wenn die Knochen durch Osteoporose gefährdet sind und ein starker Östrogenschutzeffekt notwendig wird.

Die konjugierten Östrogene

Vorteile:

1. Guter östrogener Effekt
2. Guter Schutz gegen Osteoporose

Nachteil:

Eventuell Leberbelastung bei besonders gefährdeten Patienten.

Das Gelbkörperhormon

Wie bereits erläutert, zerfällt der Menstruationszyklus der Frau in zwei Phasen: Die erste wird von den Östrogenen dominiert, die zweite vom Gelbkörperhormon, dem Progesteron. An diese Ordnung soll sich auch die Hormontherapie halten und beide Botenstoffe, wenn auch zeitlich abgesetzt, kombinieren. Dadurch wird ein Überwuchern der Gebärmutterschleimhaut verhindert.

Ob der Gelbkörperzusatz auch dann notwendig ist, wenn die Betroffene keine Gebärmutter mehr hat, ist zur Zeit noch Gegenstand wissenschaftlicher Diskussionen. Der Schutzeffekt des Progesterons auf die Brust wird von manchen Wissenschaftlern bejaht, von anderen bezweifelt. In dieser noch nicht restlos geklärten Diskussion kann man sich salomonisch entscheiden und macht sicher nichts falsch, wenn man sich an das natürliche Vorbild hält, und dies beinhaltet eben das Gelbkörperhormon. Deshalb empfehlen wir auch Patientinnen ohne Gebärmutter einen Progesteronzusatz.

Bisweilen werden Progesteronderivate nicht gut vertragen, so daß die betroffenen Frauen es nicht monatlich einnehmen können. In solchen Fällen kann man zu einem Kompromiß greifen. Entweder wird das Gelbkörperhormon nur einmal in drei Monaten verschrieben, dann allerdings für vierzehn Tage, oder man umgeht auch hier Magen und Darm, indem man sich für den Weg über die Scheidenschleimhaut entscheidet.

Das gleiche Problem, das wir bereits vom Östrogen kennen, tritt hier ebenfalls auf: Auch das Progesteron ist eine empfindliche Substanz; es kann sich gegen den Magensaft nicht zur Wehr setzen und wird dadurch im Verdauungstrakt leicht zerstört.

Wie beim Östradiol hat man nach einem Ausweg gesucht; wie dort versucht man auch hier das Hormon in kleine Kristalle zu verpacken, um sie so vor einem zu schnellen Zerfall zu schützen. So gibt es auch ein »mikronisiertes Progesteron«, das allerdings erst in Frankreich auf dem Markt ist.

Eine weitere Möglichkeit, die Verbindung zu stabilisieren, liegt in kleinen chemischen Manipulationen, die das Molekül derart verändern, daß es magensaftresistent wird. Damit gelingt es sogar, das männliche Hormon Testosteron soweit zu modifizieren, daß es Gelbkörperhormoneigenschaften annimmt und darüber hinaus der Verdauung widersteht.

Das Progesteron kann aber auch so verabreicht werden, daß es den Magen und den Darm nicht belastet: über die Scheide, in Form eines Zäpfchens.

In derselben zeitlichen Folge wie die Gelbkörperpillen führt die Patientin zehn Tage pro Monat ein kleines Zäpfchen in die Vagina, am besten abends im Liegen. Diese Art der Hormontherapie vertragen die Frauen im allgemeinen sehr gut. Auch dabei wird die durch Östrogen aufgescheuchte Gebärmutterschleimhaut wieder beruhigt. Vor allem aber wirkt diese Art der Hormonapplikation auf die Psyche und auf in den Geweben gestautes Wasser. Das Progesteron hat einen leicht entwässernden Effekt und hebt über körpereigenes Morphium die Stimmung.

Nähert sich eine Frau den Wechseljahren, so nimmt oft das Progesteron als erstes ab. Während die Ovarien noch Östrogen herstellen, sind sie nicht mehr in der Lage, Progesteron zu bilden. Unregelmäßige Blutungen, Brustschmerzen, Wasserstaus und Depressionen sind trotz eines normalen Östrogenspiegels die Folge.

Dementsprechend kommt man in dieser Zeit des Präklimakteriums mit einer alleinigen Gelbkörperhormonzufuhr aus, wobei sich auch dafür die Zäpfchen empfehlen.

Die Progesteronzäpfchen
Vorteile: 1. Keine Belastung des Magens 2. Entwässernder und psychotroper Effekt Nachteile: Manipulation am Genitale.

Die männlichen Hormone (Androgene)

Die Keimdrüsen der Frau sind kompliziertere Hormonfabriken als der Hoden des Mannes, da sie nicht nur eine, sondern gleich drei verschiedene Hormongruppen herstellen: die Östrogene, das Gelbkörperhormon und auch männliche Botenstoffe, die Androgene. Letztere werden allerdings auch noch in den Wechseljahren weiter erzeugt und lassen deshalb im Klimakterium kein akutes Defizit entstehen. Trotzdem können sie für »Spezialaufgaben« eingesetzt werden.

Die Androgeninjektionen:
Männliche und weibliche Hormone werden in einer Spritze gemeinsam verpackt und zählen zu den Lieblingspräparaten zahlreicher Ärzte. Die Handhabung ist einfach, die Wirkung oft sehr überzeugend: innerhalb

weniger Tage verschwinden die meisten Wechseljahrsbeschwerden; die Wirkung hält sechs bis zwölf Wochen an. Ähnlich wie die Östradiolinjektionen, denen die Androgenkomponente fehlt, soll man damit in erster Linie Frauen ohne Gebärmutter behandeln, da ansonsten Blutungsunregelmäßigkeiten auftreten können. Jedoch ist die Anwendung bei Patientinnen, die noch eine Gebärmutter haben, nicht kontraindiziert. Allerdings müssen auch dann zusätzlich zur Injektion Gelbkörperpillen eingenommen werden.

Ein weiterer Nachteil ist in den hohen Hormondosen zu sehen, die unmittelbar nach der Injektion im Körper der Frau anfluten. Auf das Tieferwerden der Stimme, auf einen möglicherweise beginnenden Bartwuchs sowie auf andere Vermännlichungszeichen ist bei längerer Anwendung dieser Behandlung zu achten. Darin liegt ein weiterer Nachteil.

Der eigentliche Grund, warum zum Östradiol noch ein männliches Hormon hinzugefügt wird, liegt im Libidoverlust. Die reduzierte sexuelle Potenz gehört zu den klimakterischen Zeichen und kann mittels eines Testosteronzusatzes wettgemacht werden.

Darüber hinaus wirken männliche Hormone allgemein roborierend, sie fördern den Kollageneinbau in der Haut und schützen die Knochen vor einem zu schnellen Abbau.

Die Östrogen-Androgen-Injektion

Vorteile:
Zusätzliche Wirkung auf Libido, Hautdicke und Knochen

Nachteile:
Manchmal Vermännlichungssymptome.

Der Testosteronkristall:
Wie beim Östradiol wurde auch beim Testosteron eine Darreichungsform als Kristall entwickelt. Fünfzig Milligramm Testosteron enthält der kleine Kristall, der zusammen mit Östradiol implantiert wird und zusätzlich stimmungsaufhellend, libidosteigernd und knochenschützend wirkt.

Besondere Kandidatinnen für diese Behandlung sind Frauen, denen die Gebärmutter bereits entfernt wurde.

Die männlichen Hormone als Salbe und Zäpfchen:
Der hautstärkende Einfluß des Testosterons wird auch als Salbe genützt. Bei Schrumpfungstendenzen am äußeren Genitale, vor allem bei der Kraurosis vulvae bringt neben einer Östrioltherapie auch ein Testosteronsalbenzusatz Erfolg.

Werden die Androgene in Depotform als Injektionen oder Kristalle angewandt, so kann dies Blutungsunregelmäßigkeiten hervorrufen. Deshalb beschränkt sich ihre Verwendung auf Frauen, die keine Gebärmutter mehr haben.

Zur Kurzzeittherapie kann Testosteron auch als

Scheidenzäpfchen, ähnlich wie das Progesteron, zugeführt werden. Zwanzig bis fünfzig Milligramm Testosteron sind in Zäpfchen verpackt und können in der zweiten Monatshälfte zusammen mit dem Gelbkörperhormon appliziert werden.

Selbst bei jüngeren Frauen ist diese Anwendungsform möglich: die Zäpfchen werden dann eine Woche lang um den Eisprung herum verordnet.

Gefahren und Kontraindikationen der Hormonbehandlung

Prinzipiell können Hormone in zwei Gruppen eingeteilt werden: in natürliche und in künstliche. Bei den Östrogenen ist diese Unterscheidung besonders wichtig, da ihr eine klinische Dimension zukommt.

Künstliches Östradiol – das Ethinyl-Östradiol – wird zur Empfängnisverhütung verwendet und besitzt eine starke biologische Wirkung, die letzten Endes durch einen Alkoholrest ausgelöst wird.

Den natürlichen Östrogenen fehlt dieser Alkoholrest; sie wirken dadurch nicht empfängnisverhütend, rufen auf der anderen Seite auch keine Thrombosen hervor.

Diese Unterscheidung ist für die Beurteilung von Hormonen ganz wichtig. Die Ungefährlichkeit der natürlichen Botenstoffe beweist der weibliche Organismus selbst: Er ist es ja, der über Jahrzehnte die gleichen Hormone selbst produziert und damit der Frau nicht nur nicht schadet, sondern im Gegenteil sogar nützt.

Damit schrumpft die Liste der Gegenanzeigen für die natürlichen Hormone zusammen: Aus Sicherheitsgründen soll man darauf verzichten, wenn die betroffene Frau einmal an einem hormonabhängigen Tumor erkrankte und wenn sie an einer akuten Thrombose oder einer akuten Lebererkrankung leidet.

Kontraindikationen für natürliche Hormone:
1. Hormonabhängige Tumoren 2. Akute Thrombose 3. Akute Lebererkrankung.

18.

Die weiblichen Hormone und die Lebenszyklen der Frau

Die Hormone der Frau sind so kompliziert, daß es praktisch unmöglich ist, alle Facetten hier erschöpfend darzustellen. Schon unmittelbar nach der Befruchtung beginnt der aus nur wenigen Zellen bestehende Embryo, die ersten Hormone zu produzieren. Diese ermöglichen die Einnistung in die Gebärmutterschleimhaut. Obwohl in diesem Stadium schon längst die väterlichen und mütterlichen Chromosomen verschmolzen sind und damit den genetischen Bauplan eines neuen Individuums festgelegt haben, sind für diese ersten Hormonsynthesen nur die mütterlichen Gene aktiv: Die männlichen Chromosomen sind zwar vorhanden, nehmen jedoch kaum an der Proteinsynthese teil.

Dieser zutiefst weibliche Aspekt der frühen embryonalen Entwicklung ist in seinen biologischen Einzelheiten und in seiner naturwissenschaftlichen Bedeutung bisher nur fragmentarisch erforscht wie das faszinierende Gebiet der pränatalen Hormonlehre insgesamt. Daß Hormone schon im Mutterleib eine Rolle zu spielen beginnen und daß vor allem die männlichen Hormone auf die Genregulation und die Nervenvernetzung einwirken und dadurch zum Beispiel das spätere Sozial- bzw. Sexualverhalten ebenso beeinflussen wie andere Persönlichkeitsmerkmale, steht außer Zweifel.

Freilich gibt es auf diesem Feld noch mehr Hypothesen als Beweise, und überdies sind Interaktionen mit dem äußeren Umfeld schwer abzugrenzen.

Hormone sind an der Entstehung des neuen Lebens, an seiner Einnistung in der Gebärmutter, aber auch an der Entwicklung der Organe und des vorgeburtlichen Seelenlebens beteiligt.

Daß in der frühkindlichen Lebensphase Hormone jenen Mechanismen zugrunde liegen, welche die elterliche Zuwendung, den Stillakt, das Erkennen sozialer Beziehungen, ja letzten Endes das Bewußtwerden des eigenen Ichs bedingen, zählt zu den faszinierenden Tatsachen neuroendokriner Forschung. Allerdings gibt es auch hier noch viele weiße Flecken auf der Landkarte der Hormonforschung.

Kompetent beginnt sich die Endokrinologie erst beim nächsten Lebensabschnitt zu fühlen: bei der weiblichen Pubertät, einem über Monate und Jahre sich hinziehenden Entwicklungsprozeß, den man nun von seiten der Hormone zu erhellen beginnt, obwohl der eigentliche Anstoß zum Pubertätsbeginn nach wie vor ungeklärt ist.

Eine zweifellos interessante Theorie weist dem Melatonin eine Schlüsselrolle für die Geschlechtsreife zu. Melatonin ist ein Hormon der Epiphyse (Zirbeldrüse), das eine ausgesprochene antigonadotrope Wirkung besitzt, die Eierstöcke ruhigstellt und damit im ersten Lebensjahrzehnt die Geschlechtsreife verhindert.

Erst unmittelbar vor Beginn der Pubertät soll die Produktion des Melatonins nachlassen und dem Ovar die Möglichkeit geben, seine Tätigkeit zu beginnen. Daß Geschlechtshormone und Melatonin in einem funktionellen Zusammenhang stehen und auch in späteren Lebensabschnitten von Bedeutung sind, ist in der Zwischenzeit erwiesen.

In der Dunkelheit wird vermehrt Melatonin ausgeschüttet und dadurch die fruchtbare Phase von Säugetieren begrenzt: Die fehlende Brunft im Winter verhindert die Zeugung von Nachkommen. Im Sommer geborene Tiere haben wegen der herrschenden Wärme und des größeren Nahrungsangebots bessere Überlebenschancen. Kontinuierliche Dunkelheit unterdrückt auch beim Homo sapiens die Eierstockaktivität. Umgekehrt hemmt das Sonnenlicht dieses Hormon der Zirbeldrüse und aktiviert damit indirekt die Eierstöcke. Dies erklärt unter Umständen den aphrodisierenden Effekt eines heißen, schönen Sommertages oder auch das frühlingsbedingte, schon sprichwörtliche Aufsteigen der Körpersäfte.

Hormone scheinen aber auch für das soziale Verhalten von Tieren und Menschen wichtig zu sein. Von den Insekten weiß man schon lange, daß Duftstoffe (Pheromone) bei ihnen das soziale und sexuelle Verhalten regulieren. Auch bei den Primaten soll Duftstoffen eine größere Bedeutung zukommen, als man bislang annahm. So wird bei weiblichen Schimpansen der Eintritt der Pubertät durch väterliche Pheromone ausgelöst. Weibliche Menschenaffen, die im Frauenverband aufwachsen, kommen später in die Pubertät als solche, die auch väterlichen Duftstoffen ausgesetzt sind. Diese Beobachtung wird auch für den humanen Bereich diskutiert.

Daß Pheromone auch beim Menschen eine Rolle spielen, wird durch eine andere Beobachtung nahegelegt: Die Synchronisation des Menstruationszyklus von Frauen, die im selben Raum schlafen, ist nicht nur empirisch beobachtet, sondern auch experimentell nachgewiesen worden. Es spricht einiges für die Annahme, daß männliche Duftstoffe den Eisprung auslösen können und daß Frauen, die im selben Zimmer wie der Mann schlafen – selbst wenn kein sexueller Kontakt entsteht –, einen stabileren Menstruationszyklus sowie häufiger eine Ovulation aufweisen als ihre alleinlebenden Altersgenossinnen.

Hormone regeln damit auch das Erwachsenwerden des Menschen. Besondere Bedeutung kommt dabei dem Androstendion zu, einem in der Nebennierenrinde und im Ovar gebildeten männlichen Hormon, das zu Östrogen umgebaut wird. Auch im weiblichen Körper werden bekanntlich männliche Hormone gebildet. Sie werden von den Eierstöcken in weibliche Hormone umgewandelt. Das Gleichgewicht zwischen der Bildung männlicher und weiblicher Hormone ist besonders für das heranwachsende Mädchen wichtig, weil sein Fehlen zahlreiche Störungen verursachen kann. Hält nämlich die Entwicklung der Eierstöcke mit dem Aktivitätssprung der Nebennieren nicht Schritt, so häufen sich im heranreifenden weiblichen Körper jene männlichen Hormone an, die von den Eierstöcken nicht in weibliche Hormone umgewandelt werden können. Die Folgen sind nicht zu übersehen: unreine Haut, Akne, männliche Behaarung, aber auch ein gestörter Zyklus beunruhigen das pubertierende Mädchen.

Sobald die Eierstöcke zeitgerecht zu funktionieren beginnen, werden die Androgene in ausreichendem Maße in Östrogene umgewandelt, und dies leitet den fruchtbaren Zyklus der Frau ein.

Im Unterschied zum Mann zeigt die Frau allmonatlich eine rasante hormonelle Bewegung, die durch das Auf und Ab zweier Hormongruppen charakterisiert ist, nämlich der Östrogene und des Gelbkörperhormons. Monat für Monat flutet jeweils nach der Blutung mit jedem Tag ein wenig mehr Östrogen in den Körper und erreicht nach zirka zwölf Tagen eine Konzentration im Blutserum, die ausreicht, um in der Hirnanhangsdrüse bestimmte Zellen in Alarmbereitschaft zu versetzen. Diese produzieren kontinuierlich kleine Hormonmengen (LH und FSH), die den Eierstock überwachen; ein Ansteigen der Östrogene aktiviert die Hypophysenzellen jedoch so stark, daß sie ihre Hormonsynthese um ein Vielfaches erhöhen und, angeregt durch andere Teile des Gehirns, den monatlichen Eisprung einleiten. Die innere Uhr der Ovulation liegt damit im Eierstock selbst und nicht in den zentralen Schaltstellen des Gehirns: Durch das nach der Regelblutung ansteigende Östradiol kann die Hirnanhangsdrüse von einem bestimmten Wert an gar nicht mehr anders, als den Befehl zum Eisprung zu geben. Zehn bis zwölf Tage benötigt nach jedem Blutungsbeginn das Ovar, um die für den Eisprung notwendigen Östrogenmengen beireitzustellen, die auch in anderen Organen Wirkungen zeigen. Bekannt ist die von den Östrogenen angeregte Schleimproduktion des Gebärmuttermundes, die sich oft als weißlicher Ausfluß bemerkbar macht. Östrogene wirken wahrscheinlich auch auf den Kreislauf der Frau; vielleicht sind sie sogar an der Bildung eines Hormons im Herzen beteiligt, das Blutdruck und Blutgefäße reguliert.

Während der von den Östrogenen dominierten Phase kann die Durchblutung der Brust beim Geschlechtsverkehr um mehr als ein Fünftel zunehmen.

Gleiches gilt auch für die Gebärmutterarterien, die um den Eisprung herum die größte Blutfüllung aufweisen.

Dies sind nur einige Beispiele, die belegen, wie Hunderte molekularbiologischer Stoffwechselfunktionen auf die im Eierstock gebildeten Hormone reagieren, und die zeigen, wie vielseitig und unentbehrlich die Ovarialhormone sind.

Es sind also letzten Endes der allmonatlich stattfindende Eisprung, der geordnete Menstruationszyklus und die vielen damit verbundenen biochemischen Reaktionen, die – betrachtet man es von seiten der Hormone – das Erwachsenenalter von der Pubertät unterscheiden.

Schon während der Pubertät ist – möglicherweise durch Melatoninabnahme oder durch Wirkung von Pheromonen – ab und zu eine Eierstockaktivität festzustellen. Östradiol wird gebildet, nimmt ab und steigt wieder an, erreicht aber noch nicht jene 48 Stunden andauernde Blutkonzentration, die das Gehirn zwingt, den Eisprung auszulösen. Zwischen dem zwölften und vierzehnten Lebensjahr ist es dann irgendwann doch einmal soweit: Das junge Mädchen ovuliert, es setzt erstmals eine reife Eizelle frei und bildet anschließend, ebenfalls zum ersten Mal, zwei Wochen lang Gelbkörperhormon.

Manchen der pubertierenden Mädchen gelingt dieser Schritt zunächst nicht perfekt. Sie bilden zwar Östrogen, aber durch noch nicht bekannte Mechanismen, an denen zweifellos Substanzen des Gehirns beteiligt sind, bleibt der Riß am Eibläschen aus. Die Östrogene schaffen es nicht, im Kopf das Signal zum Eisprung zu geben. Dieser kleine Defekt ist zunächst verborgen. Wegen des vorhandenen Follikelhormons weisen die Heranwachsenden menstruationsähnliche Blutungen auf und ahnen nicht, daß ihre Zyklen ohne Eisprung ablaufen. Damit tritt auch ein Mangel an Gelbkörperhormon ein; im Eierstock sprießen zahlreiche kleine Follikel hervor, die das Stadium des Eisprungs jedoch nicht erreichen. Die Folge sind polyzystische Ovarien. Das betroffene Mädchen steht unter einem Dauerbombardement von Östrogenen, da die monatliche Hemmung des Östrogengewebsdrucks durch das Gelbkörperhormon entfällt. Zur Zeit wird weltweit überlegt, ob dieser Mechanismus an der Entstehung mancher Karzinome beteiligt sein könnte.

Noch eine weitere Veränderung geht mit dieser Eibläschenreifungsstörung einher: Durch den Überschuß an Östradiol nehmen paradoxerweise auch die männlichen Wirkstoffe zu und beeinflussen die Blutfette nachteilig. Die gefäßbeschützenden Lipoproteine hoher Dichte (HDL) nehmen ab, während die Lipoproteine geringer Dichte (LDL) leider ansteigen. Schon aus diesem Grund sollen polyzystische Ovarien behandelt werden, was unter anderem mit einer mehrmonatigen Einnahme von Ovulationshemmern gelingt.

Die zweite Zyklushälfte ist vom Gelbkörperhormon, dem Gegenspieler des Östrogens, geprägt. Das Gelbkörperhormon beruhigt die Gebärmutter, es baut die Uterusschleimhaut um und bereitet sie für eine mögliche Einnistung des Embryos vor. Vor allem nimmt es den Leistungsdruck, dem das Gewebe durch die Östrogene ausgesetzt ist, wieder zurück.

Auch vom Gelbkörperhormon gibt es mehrere Varianten. Ein Abkömmling beginnt bereits um die Zeit des Eisprungs zu wirken. Das Progesteron, das Haupthormon der zweiten Zyklushälfte, erreicht erst nach dem

Freisetzen der Eizelle zur Hochform seinen maximalen Wirkspiegel im Blut. Dies ist normalerweise eine Woche vor der nächsten zu erwartenden Regel der Fall. Anschließend sinkt der Blutspiegel wieder ab.

Bekanntlich besteht der Monatszyklus der gesunden Frau aus zwei Phasen: Der ersten östradiolbestimmten Phase, in der das Eibläschen heranwächst, folgt die vom Gelbkörperhormon dominierte zweite Phase.

Wenn man bei Frauen nach der Menopause eine Hormontherapie durchführt, richtet man sich nach dem Vorbild der Natur. Schläft der Eierstock und werden die fehlenden Hormone von außen zugeführt, dann muß die zyklische Aktivität der Eierstöcke imitiert werden. Auf die Östrogene muß stets ein Gelbkörperhormon folgen.

Das Ende der fruchtbaren Lebensphase steht bei der Frau unter dem gleichen Stern wie der Anfang: Trotz scheinbar normaler Menstruationsblutung bleibt zunächst der Eisprung aus. Dadurch verkürzen sich die Zyklen. Wie in der Adoleszenz fehlt auch jetzt aufgrund der nicht vorhandenen Ovulation die Gelbkörperphase. Das Progesteron ist das erste Hormon, das während des Klimakteriums absinkt und die Frau paradoxerweise in einen östrogenbetonten Zustand führt. Ein Irrtum muß also aufgeklärt werden: Nicht mit einem Östrogenmangel fängt das Klimakterium an, sondern mit dem Fehlen des Gelbkörperhormons. Da die hormonabhängigen Organe dadurch einem stärkeren Östrogenbeschuß ausgesetzt sind, ist der Ausfall des Progesterons genauso problematisch wie später das Fehlen des Östradiols. Die Hormonspezialisten diskutieren zur Zeit, ob dieser oft jahrelang andauernde Gelbkörperhormonmangel nicht Ursache gutartiger, vielleicht aber auch bösartiger Wucherungen sein könnte.

Obwohl das Progesteron schon defizitär ist, arbeiten während dieser Übergangszeit die Hormone der Hirnanhangsdrüse noch normal. Auch die Östrogenmenge ist ausreichend. Das einzige, was fehlt und unter Umständen einen ganz frühen Hinweis für das herannahende Klimakterium darstellt, ist eben das Gelbkörperhormon. In Wirklichkeit dauert das Klimakterium Monate, bisweilen auch Jahre. Hat es erst einmal angefangen, so läßt sich dies leicht überprüfen: Als Folge des nun doch wirksam werdenden Östrogenmangels beginnt die Hirnanhangsdrüse den Eierstock anzutreiben, indem sie zwei ihrer Hormone, das follikelstimulierende Hormon und das luteinisierende Hormon, in großen Mengen ausschüttet. Übersteigt das follikelstimulierende Hormon die Grenze von 30 Einheiten und sinkt das Östradiol unter 30 Pikogramm ab, läßt sich das Klimakterium nicht mehr verleugnen. Wenn bei diesen Befunden auch noch die Regel ausbleibt, ist mit einer Schwangerschaft nicht mehr zu rechnen.

Nicht alle Frauen haben im Klimakterium Beschwerden; die jedoch darunter leiden, haben es oft nicht leicht. Neben Hitzewallungen und Schlaflosigkeit gehören Depressionen zu den häufigsten Beschwerden dieses Lebensabschnittes. Zweifellos kommt auch dem sozialen Umfeld bei der Manifestation dieser Symptome eine entscheidende Bedeutung zu. Das Gefühl, nicht mehr so weiblich und attraktiv zu sein wie früher, aber auch eine gewisse Orientierungslosigkeit, nachdem die Erziehungsaufgaben beendet sind (»Leeres-Nest-Syndrom«), belasten viele Frauen erheblich.

Die zentrale Frage, ob klimakterische Beschwerden

hormonell behandelt werden sollen, und wie lange eine Substitution ratsam ist, kann leicht beantwortet werden. Eine Hormonzufuhr ist gerechtfertigt, wenn die Symptome durch sie gelindert werden, und zwar so lange, wie die Probleme andauern. Nicht jede Frau über Fünfzig hat auch Beschwerden, und nicht jede benötigt Hormone; wenn sie jedoch darunter leidet, so ist dies ein Grund für die hormonelle Behandlung.

Allerdings gibt es Frauen, die zwar keine klimakterischen Beschwerden haben, bei denen aber eine vorbeugende hormonelle Behandlung sinnvoll ist. Frauen, die durch ihre Konstitution oder durch eine familiäre Disposition osteoporosegefährdet sind, also zu Knochenerweichung neigen, sollten vorsorglich einer Östrogen-Gestagen-Therapie unterzogen werden. Eine vorbeugende Hormontherapie, ohne daß klimakterische Beschwerden bestehen, ist natürlich auch dann sinnvoll, wenn andere Organsysteme einen Östrogenmangel anzeigen – wenn zum Beispiel das Cholesterin plötzlich ansteigt, wenn die Haut zu schnell altert oder wenn die Schleimhäute austrocknen.

Eine Angst erfüllt jedoch viele Frauen, die mit Hormonen behandelt werden sollen: die Angst vor dem Krebs. Hormone, so wird vielfach immer noch argumentiert, würden das Krebsrisiko erhöhen und die Konsumentin gefährden. Deswegen sei es besser, auf diese explosiven Substanzen zu verzichten. Leider ist bis heute nicht klar, woher diese Weisheit stammt. Klimakterische Patientinnen, die nach den Regeln der ärztlichen Kunst mit Hormonen behandelt werden und eine Östrogen-Gestagen-Therapie erhalten, sind gegenüber dem Gebärmutter- und dem Brustkrebs geschützter als Frauen, die auf Hormone verzichten.

Dies ist auch leicht zu erklären: Die Gesundheit der Frau ist nur dann garantiert, wenn die Hormontherapie die normalen biologischen Verhältnisse nachahmt, wenn also einem Östrogen stets das Gelbkörperhormon folgt. Nur so wird der Leistungsdruck von den Zellen genommen. Oft fällt bei Hormonstörungen das Progesteron als erstes aus, so daß es zu einem Defizit dieses für die Zellen notwendigen Beruhigungsstoffes kommt und die Östrogenstürme ungehindert viele Organe erfassen können und vielleicht das induzieren, was man vielfach befürchtet: ein ungehemmtes Wachstum der Zellen. Korrigiert man jedoch die hormonelle Entgleisung und stellt wieder die alten Verhältnisse her, in denen beide Hormongruppen einander ergänzen, so reduziert man das Risiko einer kontinuierlichen Zellstimulation.

Der letzte Lebensabschnitt der Frau gleicht, auch von den Hormonen aus betrachtet, dem ersten: Obwohl die Eierstöcke kein Östrogen mehr herstellen, ist die Nebennierenrinde noch konditioniert, über mindestens ein halbes Jahrzehnt männliche Hormone zu bilden, die zu Östrogenen umgewandelt werden und erklären, warum nicht alle Frauen jenseits des fünften Lebensjahrzehnts Östrogenmangelerscheinungen aufweisen. Sobald allerdings auch die Geschlechtshormonproduktion in der Nebennierenrinde erschöpft ist, büßt der Körper mit der Zeit die Sensibilität für weibliche Botenstoffe ein, und die Frau kehrt hormonell wieder auf die Ebene des Kindes zurück.

ANHANG
Hormontherapie beim Mann

Wer den therapeutischen Einsatz von Sexualhormonen beim Mann verstehen will, muß sich zumindest einigermaßen damit vertraut machen, welche Aufgaben diese Substanzen wahrzunehmen haben. Auch beim männlichen Geschlecht sind die sexuelle Entwicklung, das Sexualverhalten und die Fortpflanzungsfähigkeit an das ungetrübte Wechselspiel zwischen den Gonadotropinen und den Keimdrüsenhormonen gebunden.

Wie so oft in der Natur haben wir es hier mit einem Regelkreis zu tun: Eine bestimmte Syntheserate des einen Hormons bewirkt die Ausschüttung eines anderen Hormons, das seinerseits die Synthese des ersten Hormons hemmt.

Wenden wir uns zunächst den Gonadotropinen zu, den Hormonen, welche die Bildung der Keimdrüsenhormone veranlassen. Es sind die gleichen wie bei der Frau, was nicht verwundern darf, da sie am selben Ort, nämlich in Hypothalamus/Hypophyse, gebildet werden, die sich beide aus dem äußeren Keimblatt entwikkeln. Die weiblichen und männlichen Sexualhormone wiederum haben zwar chemisch das gleiche Grundgerüst, es handelt sich um Steroide, sind aber in ihren Wirkungen sichtbar unterschiedlich. Sie fördern normalerweise die Merkmale des genetisch determinierten

Geschlechts. In einem bestimmten Entwicklungsstadium allerdings haben männliche Sexualhormone bei weiblichen Feten eine virilisierende, weibliche Hormone bei männlichen Feten eine feminisierende Wirkung.

Zurück zu den gonadotropen Hormonen. Sie werden, stimuliert durch neurosekretorische *releasing factors* (Freisetzungsfaktoren) des Hypothalamus (Sexualzentrum) in der Hypophyse gebildet. Das (weibliche) Luteinisierungshormon LH heißt beim Mann auch ICSH (interstitielle Zellen stimulierendes Hormon; unter seinem Einfluß reifen die Leydigschen Zwischenzellen in den Hoden, die für die Androgenbildung und damit für die Geschlechtsdifferenzierung zuständig sind). Das follikelstimulierende Hormon FSH wird ebenso wie Testosteron für die Spermiogenese, die Entwicklung der Samenzellen in den Samenkanälchen des Hodens, benötigt. Testosteron ist das Hauptandrogen. Daneben gibt es die deutlich schwächer wirkenden Androgene Androstendion und Dehydroepiandrosteron. Sie werden hauptsächlich in den Leydigzellen der Hoden, in geringerer Menge auch in der Nebennierenrinde gebildet. Ist der Testosteronspiegel hoch, dann wird die Freisetzung von ICSH-Freisetzungsfaktoren und dadurch die Ausschüttung von ICSH gehemmt (*Feed-back*-Mechanismus, Regelkreis). Der Mann verfügt außerdem noch über kleine Mengen Östrogen, die aus den Hoden und zu einem viel geringeren Teil auch aus der Nebennierenrinde stammen.

Von einem bestimmten körperlichen Reifegrad an, der verläßlich durch eine Röntgenaufnahme der Handknochen gesichert werden kann, beginnt die Pubertät, bei Jungen meist zwischen dem zehnten und elften Lebensjahr. In diesem Alter ist ein Anstieg der Gonadotropine und des Testosteronspiegels meßbar. Bei Zwölfjährigen werden Hoden und Hodensack größer, und die ersten Schamhaare sprießen. Um das 13. Lebensjahr wachsen Penis, Hoden und Schamhaare stärker, die Jungen haben ihren ersten Wachstumsschub, der ein Jahr später seinen Gipfel erreicht. In diesem Alter

Testosteron, Normalwerte	
Ausscheidung im Harn:	
Kinder bis zum 10. Lebensjahr:	5 µg/24 h
Erwachsene Frauen:	7 µg/24 h
Serumspiegel bei Männern (Radioimmunassay):	
20–40 Jahre	1,2–9,2 ng/ml
40–60 Jahre	1,1–5,1 ng/ml
60–70 Jahre	1,5–6,3 ng/ml

Östradiol, Normalwerte im Serum		
(Radioimmunassay)		
Mädchen vor der Pubertät	5,4– 14,6	pg/ml
Frauen vor der Follikelphase	30 –150	pg/ml
Lutealphase	30 –200	pg/ml
nach Menopausen	6 – 26	pg/ml
Jungen vor der Pubertät	3 – 6,9	pg/ml
Männer	14 – 36	pg/ml

Erklärungen:
µg = Mikrogramm (10^{-6}),
ng = Nanogramm (10^{-9}),
pg = Pikogramm (10^{-12}),
ml = Milliliter.

treten die ersten Samenergüsse auf; manchmal besteht eine Pubertätsgynäkomastie, das heißt ein weiblicher Brustansatz.

Mit 15 Jahren wird das männliche Körperbehaarungsmuster deutlicher, der erste Bartwuchs über der Oberlippe deutet sich an, und der Stimmbruch erfolgt.

Reife Spermien finden sich im Ejakulat von 16jährigen.

Bis zum 17. Lebensjahr nimmt die Körperbehaarung noch zu, die Schamhaare wachsen keilförmig bis zur Nabelregion.

Testosteron prägt infolge seiner androgenen, aber auch muskelaufbauenden Wirkung nicht nur maßgeblich die typisch männliche äußere Gestalt, es bestimmt darüber hinaus die männliche Psyche und das (Sexual-) Verhalten.

Nicht nur zahlreiche »Männerkrankheiten«, sondern auch andere, endokrine Störungen (ausgehend zum Beispiel von der Schilddrüse, den Nebennieren, dem Hypothalamus, der Hypophyse) können sich nachteilig auf die Fertilität, die Potenz und die männliche Psyche auswirken. Aus Platzgründen sind hier nur die häufigsten Probleme zusammengefaßt.

Welche spezifisch männlichen Störungen und Erkrankungen können hormonell behandelt werden? Nähern wir uns diesem Bereich funktionell-anatomisch, beginnend beim Kleinkind. Die erste relativ seltene Abweichung von der Norm ist das Zurückbleiben eines oder beider Hoden in der Bauchhöhle. Wenn die Hoden nicht spontan aus der Bauchhöhle in den Hodensack wandern, wird der Kinderendokrinologe einen Therapieversuch mit HCG machen, sofern kein mechanisches Hindernis existiert. HCG oder menschliches

Choriongonadotropin ist ein Hormon, das vor allem während der Frühschwangerschaft sehr reichlich in der Plazenta gebildet und im Harn ausgeschieden wird. Im männlichen Körper stimuliert es die Leydigzellen im Hoden. Die HCG-Dosierung richtet sich nach dem Alter des Kindes. Die Behandlung dauert etwa sechs Wochen. Falls sich der Hoden unter dieser Behandlung nicht in den Hodensack verlagert, muß operiert werden. Hoden, die in der Bauchhöhle bleiben, verändern sich deutlich öfter bösartig. Außerdem kann nur im kühleren Milieu außerhalb der Bauchhöhle eine normale Spermiogenese stattfinden. Um spätere Unfruchtbarkeit zu verhüten, sollte die Behandlung möglichst früh, unbedingt noch vor dem sechsten Lebensjahr erfolgen. Man geht heute davon aus, daß das Keimephithel bereits geschädigt wird, wenn die Hoden über das zweite Lebensjahr hinaus in der Bauchhöhle verweilen.

Auch wenn sich die Pubertät verzögert, ist eine Behandlung mit HCG angebracht. Sie wird kurmäßig bis zu einer Maximaldosis (insgesamt 18.000 IE) durchgeführt. Falls innerhalb eines Jahres nach der Behandlung die Pubertät nicht einsetzt, wird die Kur wiederholt. Ist auch die zweite und dritte Kur erfolglos, dann liegt eine echte endokrine Störung vor, die einer Spezialbehandlung bedarf.

Zu diagnostischen Zwecken kann HCG bei mangelhaft entwickelten männlichen Merkmalen eingesetzt werden (HCG-Test): Nach Injektion von HCG, das die Bildung von Testosteron anregt, wird die Ausscheidung der 17-Ketosteroide (Stoffwechselprodukt) im Harn gemessen. Der Test ist negativ, wenn die Ausscheidung allenfalls minimal zunimmt (Schädigung der Leydigzellen; primärer Hodenschaden), positiv bei einem Anstieg über 40 Prozent (ICSH-Mangel: sekundärer Hodenschaden), normal bei einem Anstieg bis zu 35 Prozent des Ausgangswertes. Der primäre Hodenschaden wird mit Testosteron, der sekundäre Hodenschaden je nach Krankheitsbild mit HCG, Testosteron, dem Androgen Mesterolon oder HMG (menschlichem Menopausengonadotropin, enthält FSH und LH) behandelt.

Ein Indikationsgebiet für hormonelle Behandlungen sind bestimmte Störungen der Fruchtbarkeit. Wenn Ehen ungewollt kinderlos bleiben, liegt die Ursache zu 40 Prozent beim Mann, zu 45 Prozent bei der Frau (die restlichen 15 Prozent sind unklar). Deswegen sollte zuerst der Mann andrologisch untersucht werden, bevor die zum Teil wesentlich belastenderen Untersuchungen an der Frau durchgeführt werden. Zur gründlichen andrologischen Untersuchung, die meist von spezialisierten Dermatologen oder Urologen vorgenommen wird, gehört unter anderem auch die Beurteilung des Ejakulates (männlicher Samen). Normal ist ein Volumen zwischen 2,5 und 6 Millilitern mit einer Spermienzahl von 125 Millionen, von denen 70 Prozent normal geformt und zwei Stunden nach der Gewinnung noch spontan gut beweglich sein müssen. Je stärker diese Werte unterhalb der Norm liegen, desto wahrscheinlicher besteht eine reduzierte Fruchtbarkeit oder gar Unfruchtbarkeit. Die Samenqualität kann je nach Befund durch verschiedene therapeutische Maßnahmen verbessert werden, beispielsweise durch HCG, HMG, Mesterolon. Testosteronderivate, durch das synthetische Clomifen, versuchsweise Vitamin E, A und C und die Aminosäure Arginin.

Wohl das häufigste Problem, das Männer beunruhigt, ist die Potenzstörung, die vorübergehende oder bleibende Unfähigkeit, den Beischlaf zu vollziehen. Solche Impotenz kann verschiedene Ursachen haben, etwa Nerven- und Rückenmarksverletzungen, Durchblutungsstörungen im Penis, Vorhautverengung, Harnröhrenentzündungen, Stoffwechselkrankheiten wie Diabetes, manche Arzneimittel, chronische Vergiftungen (Alkohol!). Sehr häufig sind psychische Faktoren an der Impotenz beteiligt. Sie wirken oft verstärkend, indem nach der ersten »Panne« die Angst vor dem Versagen (Leistungsdruck) das Versagen herbeiführt. So entsteht ein Teufelskreis, dem der betroffene Mann nur schwer entfliehen kann.

Diese psychische Komponente erklärt auch, warum Androgene meist keinen großen therapeutischen Nutzen bringen. Testosteron wirkt allerdings, besonders bei älteren Männern, allgemein stimulierend und dadurch womöglich auch potenzsteigernd. Während im höheren Alter bei der Frau die Ovarialfunktion erlischt (Menopause), bleiben die Keimdrüsen des Mannes weiterhin aktiv, aber die Samenqualität nimmt allmählich ab. Ältere Männer bilden weniger Testosteron. Ausgeprägte Symptome eines männlichen Klimakteriums, wie Leistungsabfall, depressive Verstimmung, Reizbarkeit, vegetative Reaktionen, Potenzprobleme, sprechen auf eine Androgensubstitution an. Die Indikation muß sehr sorgfältig gestellt werden, da Androgene ein schlummerndes Prostatakarzinom wecken können.

Bleiben wir kurz bei der Prostata, der Vorsteherdrüse. Ihr Sekret macht die Spermien beweglich. Eine infolge Infektion oder Entzündung gestörte Prostatafunktion wirkt sich nachteilig auf die Qualität des Spermas aus. Die Behandlung muß sich an der Ursache der

Erkrankung orientieren. Von einem latenten Prostatakarzinom sind wahrscheinlich sehr viele ältere Männer betroffen. Tückisch ist, daß der Prostatakrebs erst in einem fortgeschrittenen Stadium Beschwerden verursacht. Häufig ist dann eine Operation nicht mehr möglich. Manche Experten urteilen, daß die Operation ohnehin zu risikoreich und nicht radikal sei. Da die Prostatakarzinome meist hormonabhängig sind, versucht man, die Wirkung der männlichen Hormone durch Östrogen oder/und Kastration, mitunter auch durch das antiandrogene Cyproteronazetat auszuschalten. Die Ergebnisse sind nicht voll befriedigend. Unbehandelt aber führt das Prostatakarzinom innerhalb weniger Jahre zum Tod. Die Devise heißt: Vorsorgeuntersuchung! Ihr sollte sich vom 40. Lebensjahr an jeder Mann einmal im Jahr unterziehen.

Zum Cyproteronazetat ist noch anzumerken, daß es anstelle einer Kastration für die Behandlung von Sexualverbrechern empfohlen wird.

Als letzte Indikation einer Therapie mit Sexualhormonen soll auf die Intersexualität hingewiesen werden. Je nach genetischem und phänotypischem Geschlecht wird eine korrigierende plastische Operation im Genitalbereich vorgenommen. Die Keimdrüsenfunktion wird durch lebenslange Substitution der fehlenden Hormone ersetzt.

Ulla Schuler

Literaturhinweise

BUDDECKE, E.: *Grundriß der Biochemie.* 6. Aufl., W. de Gruyter, Berlin, New York 1980.

FÜLLGRAFF, G., und D. PALM (Hrsg.): *Pharmakotherapie. Klinische Pharmakologie.* 6. Aufl., G. Fischer, Stuttgart 1986.

JORES, A. und H. NOWAKOWSKI: *Praktische Endokrinologie und Hormontherapie nichtendokriner Erkrankungen.* 4. überarb. u. erw. Aufl., G. Thieme, Stuttgart 1976.

KAPLAN, L.: *Ein Mann bleibt ein Mann. Lösungen für sexuelle Probleme.* 4. Aufl., Ariston, Genf/München 1989.

LUDVIK, W.: *Andrologie. Eine Einführung.* G. Thieme, Stuttgart 1976.

NACHTIGALL, L., und J. R. HEILMANN: *Östrogen. Was heutige sichere Therapie zu bewirken vermag.* 7. Aufl., Ariston, Genf/München 1991.

RASKIN, N. H., und O. APPENZELLER: *Kopfschmerz.* G. Fischer, Stuttgart, New York 1982.

REIN/SCHNEIDER: *Einführung in die Physiologie des Menschen.* 16. Aufl., Springer, Berlin, Heidelberg, New York 1971.

SCHMIDT-MATTHIESEN, H. et al.: *Gynäkologie und Geburtshilfe.* F. K. Schattauer, Stuttgart, New York 1972.

SENGER, G., mit J. HUBER: *Hormone – was sie sind und was sie bewirken.* Ariston, Genf/München 1989.

SHREEVE, C.: *Die Tage vor den Tagen.* 3. Aufl., Ehrenwirth, München 1990.

TAUSK, M., J. H. H. THIJSSEN und TJ. B. VAN WIMERSMA GREIDANUS: *Pharmakologie der Hormone.* 4. neubearb. Aufl., G. Thieme, Stuttgart 1986.

WELLER, ST.: *Schmerzfreie Regel.* Trias, Stuttgart 1988.

consilium cedip practicum: *Handbuch für Diagnose und Therapie.* 13. deutsche Auflage, cedip-Verlagsgesellschaft, München 1984/85.

Rote Liste 1990. Editio Cantor, Aulendorf/Württ.

Zeitschrift für Allgemeinmedizin 66, Heft 11, 1990: *Andrologie.*

Register

A
Abgeschlagenheit 78
Adrenalin 32, 182
After 99
Aggression 40, 49
Akne 19, 68 f., 74 f., 119, 180
Allergie 165
Alopezie siehe Haarausfall
Altern 87
Analgetika 81
Androgen(e) 15, 17 ff., 58, 60 f., 68 ff., 172 ff., 180, 192 ff.
Androstendion 19, 180, 190
Angst (Ängstlichkeit) 40, 128
Anorgasmie 55 ff.
Antiandrogene 73
Antibabypille siehe Verhütungsmittel, hormonelle
Antibiotika 75, 99
Antriebsarmut 40
Appetit (krankhaft), vermehrter 40, 129
Arterien 88
Arterienverkalkung siehe Arteriosklerose
Arteriosklerose 88, 91
Augen 18, 96
Ausfallserscheinungen, klimakterische 60 f.

B
Bakterien 11, 99
Bauchhöhle 113
Bauchhöhlenschwangerschaft siehe Schwangerschaft, ektopische
Bauchspeicheldrüse 151
Behaarung, übermäßige siehe Hypertrichose bzw. Hirsutismus
Benommenheit 78
Beschwerden, prämenstruelle 52
Blähungen 41
Blase siehe Harnblase, weibliche
Blinddarm 132
Blutdruck 17, 32, 88, 90 f., 92 f., 136, 181
Blutfett(e) 17, 73, 88, 93, 183
Blutgefäße, Verkalkung 87 ff., 181
Blut(kreislauf) 10, 19, 44, 58, 89 f., 107, 136 f., 181
Blutung, monatliche siehe Menstruation
Blutung, unregelmäßige siehe Menstruation, unregelmäßige
Brust (Brüste), weibliche 15, 41 f., 51, 85, 116, 143 ff., 181
–, Erkrankungen 112
Brustdrüsen 27, 29, 44
-erkrankungen 116
Brustkrebs 42, 153 f., 182
Brustschmerzen 42, 44, 145, 171
Brustwarzen 144

C
Cholesterin 17, 21, 23, 29, 88 f., 91 f., 152, 167, 186
Conjunctivitis sicca 67
CPA siehe Cyproteronazetat
Cyproteronazetat 69 f., 72 f., 75, 119, 196

D
Darm 82, 170 f.
-blutungen 123
Dehydroepiandrosteron 190
Depressionen 21, 40, 50, 124, 136, 157, 171, 185
Diabetes 151, 195
Diurese (Wasserausscheidung) 51
Dopamin 128
»Dranginkontinenz« siehe Harnabgang, unwillkürlicher
»Dreimonatsspritze« 14, 44
Drüsen, endokrine 14, 44
Dysmenorrhö siehe Menstruationsbeschwerden

E
Efamol 52
Eibläschen 45, 140, 184
Eichel 56
Eierstock (Ovar) siehe Eierstöcke (Ovarien)
Eierstöcke (Ovarien) 13 f., 17 ff.,

23 ff., 27, 32, 35, 45, 52, 57, 60, 62, 64, 66, 68 f., 71, 84, 88, 90 f., 93, 106, 115 f., 123 ff., 127 ff., 132, 136 ff., 147 ff., 151, 155, 171, 178 ff., 182 ff., 186 f.
–, Entzündungen 113 f.
–, Krebs 115
–, Zystenbildung 115 f., 139 ff., 183
Eileiter 113 f., 122, 141 f.
–, Entzündungen 113
Eileiterschwangerschaft siehe Schwangerschaft, ektopische
Eingriff, operativer 131 ff., 136 ff., 196
–, endoskopischer 139, 141 f.
Eisenmangel 36, 73, 112, 118
-anämie 36
Eisprung (Ovulation) 22 ff., 26, 35 ff., 42, 45, 58, 61, 93, 97, 111, 118, 129, 144, 154 f., 160, 175, 180 ff.
Eizelle 28 f., 45, 115, 184
Empfängnisschutz siehe Verhütungsmittel, hormonelle
Empfängnisverhütung siehe Verhütungsmittel, hormonelle
Endokrinologie 178
Endometriose 121 ff., 131, 133, 138
Endorphine siehe Morphine, körpereigene
Entmineralisierung siehe Osteoporose
Epiphyse siehe Zirbeldrüse
Erbrechen 78, 80, 95
Ergotamin 80
Erkrankungen, gynäkologische siehe entsprechende Stichwörter
Erkrankungen, psychische 136
Erythromycin 75
Eßverhalten 40

F
Fettsäuren, essentielle 47
Fingernägel 67
follikelstimulierendes Hormon siehe FSH
Freisetzungsfaktoren 190
Fruchtbarkeit (männliche), Störungen 194
Fruchtwasser 43
Frustration, sexuelle 55 ff.
FSH 22 f., 25 f., 181, 190

G
Gebärmutter (Uterus) 17 f., 36, 85, 103, 106 f., 117 f., 121 ff., 132 ff., 137 ff., 163, 170 f., 173, 181, 183
-krebs 115 f., 153, 155, 186
-schleimhaut 107, 116, 121 ff., 125, 131, 152, 154, 167, 170 f., 177, 183
–, Zystenbildung an der 123
Gehirn 9, 32 f., 63, 84, 127 ff., 137, 181 f.
Gelbkörperhormon(e) (Gestagene, Progesteron) 17 f., 35, 45, 47, 50, 52, 60, 66, 69 ff., 84 f., 92 f., 94, 107, 111, 116, 118 f., 123 f., 128 ff., 134 f., 143, 144 f., 148 f., 154, 156 ff., 170 ff., 175, 180 ff., 184 ff.
-mangel 116, 135, 157
–, synthetische 52
Gelenkschmerzen 21, 156, 158 f.
Geschlechtsorgane 56
–, männliche 191 ff.
Geschlechtsverkehr 100 f., 105, 181
–, Beschwerden bei 100 f.
Gestagene siehe Gelbkörperhormon(e)
Gewichtsabnahme 34
Gewichtszunahme 41 f., 51, 124, 147, 157 (siehe auch Körpergewicht)
GNRH (Gonadotropin Releasing Hormone) 124 f., 138, 142
Gonadotropine 24, 26, 31, 189 ff.
Gravidität siehe Schwangerschaft

H
Haar(e) 18, 72 f., 107
-ausfall (Alopezie) 19, 72 ff., 118
-verlust siehe Haarausfall
Halluzinationen 41
Harnabgang, unwillkürlicher (Inkontinenz) 101 ff., 106 ff.
– –, anatomischer 103
– –, neurogener 103 f.
Harnblase, weibliche 35 ff., 101 ff., 106 ff., 122 f., 137
– –, Beschwerden 99, 101, 167
– –, Entzündungen 98 f.
– –, Katarrh 106
– –, östrogenarme 99 f.
Harndrang 95, 97, 99, 105
Harnröhre, weibliche 96 ff., 102 ff.
Haut 18 f., 21, 36, 63 ff., 69 f., 74 f., 84, 102, 107, 124, 137, 156, 164 f., 173, 180
–, Altern der 65
-faltenbildung 63 ff.
-feuchtigkeit 64
-jucken 65
–, unreine 124, 180

HCG (Human Chorionic Gonadotropin) 192 ff.
HDL siehe Lipoproteine hoher Dichte
Herz 94, 137
-infarkt 17, 88, 91, 137
-stolpern 93 f.
Hirnanhangsdrüse siehe Hypophyse
Hirsutismus 19, 68 ff., 180
–, im Alter 71
Hitzewallungen 156, 167, 185
HMG (Human Menopausal Gonadotropin) 194
Hoden 12, 15, 172, 190 f., 193 ff.
-schaden, primärer 194
-schaden, sekundärer 194
Hormone, glanduläre 12
–, männliche siehe Androgen(e)
–, weibliche 177 ff., 182 ff.
Hormonmangel 151 ff., 156 ff.
Hypercholesterinämie 93
Hypermenorrhö siehe Menstruationsbeschwerden
Hypertrichose 19, 68 ff., 180
Hypophyse (Hirnanhangsdrüse) 11, 14 f., 24, 27 ff., 31, 34 f., 43, 51, 84, 130, 181, 185, 192
Hypothalamus 15, 127 f., 129 f., 190, 192

I
ICSH (Interstitial Cell Stimulating Hormone) 190
Impotenz 195
Informationsfluß, biologischer 9 f.
Inkontinenz siehe Harnabgang, unwillkürlicher
Insulin 151

J
Joggen 34
Joggingamenorrhö 34, 129

K
Karzinom 183
Kastration 196
Kleptomanie 40
Klimakterium 13, 24, 26, 51, 59, 65, 71, 77, 85 ff., 88 f., 93, 106, 135, 137 ff., 147, 151 ff., 156 ff., 170 ff., 184 ff., 195
–, Beschwerden 125, 155 ff., 160 ff., 167 ff., 172 ff., 185 f.
– –, Behandlung 160 ff., 167 ff., 172 ff.
–, künstliches 139
–, männliches 195
Klitoris 56
Kollagen 64 ff., 173
Konzentrationsstörungen 78, 128
Kopfhaut 78
Kopfschmerzen 27 f., 29, 50, 77 ff. (siehe auch Migräne)
Körpergewicht 147 ff.
Körpertemperatur 17
Kraurosis vulvae 174
Krebs 153 f., 186

L
Labilität 40
Laparoskopie 123
Leber 52, 63, 73, 83, 88 f., 108, 164
-erkrankung 176
Leistungsminderung 128
Leistungssport 34
Leydigsche Zwischenzellen 190, 193
Leydigzellen siehe Leydigsche Zwischenzellen
LH 22 f., 26, 181, 190
Libido 61
–, gesteigerte 41
-verlust 55 ff., 173
–, Behandlung 59 ff.
Lichtbeeinflussung 34 f.
Lichtscheu 78
Lipoproteine 88
– geringer Dichte 183
– hoher Dichte 88 f., 183
Lustlosigkeit 21
luteinisierendes Hormon siehe LH

M
Magen 52, 82, 108, 161, 170
-Darm-Trakt 161 f., 164
Magnesiummangel 73
»Mammae, laktierende« 27
Mandeln 132
Mastopathie 145
Medroxyprogesteron 82, 84 ff. (siehe auch Gelbkörperhormon[e])
Melatonin 34 f., 178
Menopause siehe Klimakterium
Menstruation 18, 20 ff., 28, 31 ff., 35 ff., 39 ff., 45, 48, 53, 59, 84, 91, 97, 112, 116 f., 121 ff., 129, 134, 138, 140, 145, 153 ff., 160, 162 f., 171, 173, 179 f., 184 f.
-sbeschwerden 116 ff., 134, 171
–, unregelmäßige 27, 29, 31, 34 ff., 84, 92, 134, 171, 173 f.

Migräne 51, 77 ff., 82 ff.
-prophylaxe 80 f.
–, Behandlung 79 ff.
–, Beschwerden 77 f.
–, Ursachen 79 (siehe auch Kopfschmerzen)
Mittelblutung 37
Monatsblutung siehe Menstruation
–, unregelmäßige siehe Menstruation, unregelmäßige
Monatszyklus siehe Menstruation
Morphine, körpereigene (Endorphine) 32 f., 47, 49, 129 f., 148
Morphium 47
Müdigkeit 21, 40, 118
Muttermilchbildung 43
Myome 132 ff., 136 ff.
–, Symptome 133 f.

N
Nachblutung 36 f.
Naltrexon 50
Nebenniere(n) 12, 15, 192
-mark 32, 128
-rinde 15, 19, 60, 180, 187, 190
Nervensystem 9 f.
Neurotransmitter 84, 127 ff., 136
Niere(n) 45, 50, 137
-durchblutung 70
Nikotin (Rauchen) 80, 90 f.

O
Ödem siehe Wassereinlagerung
Operation siehe Eingriff, operativer
Organe, endokrine 12
Orgasmusunfähigkeit siehe Anorgasmie
Osteoporose (Entmineralisierung) 18, 23, 88, 152, 159, 169, 186
Östradiol 21 f., 26, 36, 57 f., 59 ff., 66, 72 f., 85 f., 90, 92 f., 104, 124, 160 ff., 164 ff., 169, 171, 173 ff., 181, 184, 191
Ethinyl- 72, 175
Östriol 67, 73 f., 85 f., 90, 104 f., 106 ff., 160, 167 f.
Ethinyl- 90
Östrogen(e) 14, 17 f., 24, 29, 45, 58, 63 ff., 69, 73, 75, 84 f., 88, 91 ff., 96, 99, 102 ff., 106 ff., 123 ff., 127, 132 f., 143 ff., 147 ff., 154, 156 f., 160 ff., 170 ff., 175, 184 ff., 196
–, konjugierte 168 f.
–, Überdosierung 157
Östrogenmangel 22 f., 25, 29, 57, 59, 65, 84 ff., 133, 147, 156 ff., 184 ff.
Östrogenspiegel 57, 92, 171
Östron 160, 168 f.
Ovarialhormone 14
Ovarialkarzinom 115
Ovarialtumor 112
Ovarialzyste siehe Eierstöcke, Zystenbildung
Ovarien siehe Eierstöcke
Ovulation siehe Eisprung
Ovulationshemmer siehe Verhütungsmittel, hormonelle

P
Penis 191
Periode siehe Menstruation
Pheromone 179, 182
»Pille« siehe Verhütungsmittel, hormonelle
Placeboeffekt 49, 147
PMS siehe prämenstruelles Syndrom
polyzystische Ovarien siehe Eierstöcke, Zystenbildung
Potenz, sexuelle 57 f., 61,, 173
Potenzstörung siehe Impotenz
Präklimakterium 172
prämenstruelle Phase 144
prämenstruelles Syndrom 39 ff., 46 ff., 50 ff., 128, 145, 157
– –, Behandlung 48 ff.
– –, Beschwerden 40 ff., 51
– –, Ursachen 42 ff.
Progesteron siehe Gelbkörperhormon(e)
Prolaktin 27 ff., 31, 43 f., 51
Prostaglandine 52
Prostata 195
-karzinom 195 f.
Psychopharmaka 49
Psychosomatik 47 f., 58
Pubertät, männliche 190 ff.
–, weibliche 15, 143, 145, 178, 182
Pyridoxin 44
-mangel 50
Pyromanie 40

R
Regel siehe Menstruation
Reizbarkeit 40, 49 f., 128
Rheuma 159
Rückenmark 9
Runzeln siehe Hautfaltenbildung

S
Samenzellen 190
Sauerstoff 137

Schamhaare, männliche 191
Schamlippen, äußere 105
Scheide (Vagina) 18, 52 f., 62, 73, 84 f., 96 ff., 101 ff., 106 ff., 121, 167, 170 f.
–, östrogenarme (Beschwerden) 100 f.
-nschleimhaut 85, 170
-nsenkung 102, 108 f.
Schilddrüse 73, 192
Schizophrenie 128
Schlaflosigkeit 156, 167, 185
Schlaganfall 91
Schwangerschaft (Gravidität) 25, 40, 73 f., 77, 81 f., 95 ff., 144, 185
–, ektopische 112, 119, 141 f.
Schweißausbrüche 156, 167
Seborrhö 68
Sehnerven 28
Sehstörungen 27, 29, 78
Serotonin 128
Sexualdrüsen, weibliche 14
Sexualhormone, männliche 189 f.
–, weibliche 15 ff., 45, 88 f., 102, 136
Sexualkundeunterricht 56
Spannungsgefühl 128
Spannungszustände 50
Spermiogenese 190
Spironolacton 50 f., 70 f., 72
Stillperiode(-zeit) 27 f., 43
Stimme 67
Störungen, endokrine 192
Streß 33
Suizidalität 42

T
Talgdrüsen 74 f.
Testosteron 15, 19, 58, 60 f., 66, 69, 171, 173 f., 190 ff.
Thrombose 17, 82, 90, 176
Tierexperimente 147
Tumorerkrankung, hormonabhängige 176
Turgor 64 f.

U
Übelkeit 78, 80, 95, 161
Übergewicht 90 f.
Urindrang siehe Harndrang

V
Vagina siehe Scheide
Venen 88
Vereinigung, sexuelle siehe Geschlechtsverkehr
Vergeßlichkeit 128
Vergiftungen, chronische 195
Verhütungsmittel, hormonelle (»Pille«) 25, 28, 50 f., 81 f., 90, 111 ff., 116 ff., 123, 138, 140 f., 142, 144 f., 175, 183
Vermännlichung 173
Verstopfung 41, 129
Viren 11
Vitaminmangel 44
Völlegefühl 41
Vorblutung 36 f.
Vorhautverengung 195

W
Wasseransammlung siehe Wassereinlagerung
Wasserausscheidung siehe Diurese
Wassereinlagerung (Ödem) 23, 41, 44, 50 f., 157, 171
Wasserstau siehe Wassereinlagerung
Wechseljahre siehe Klimakterium
Wirkstoffe siehe Östrogen(e)

Z
Zellsystem 9 f.
Zinkmangel 73
Zirbeldrüse (Epiphyse) 34 f., 178 f.
Zuckerkrankheit 91
Zuwendung, ärztliche 49
Zwischenblutungen 83 f., 138
Zyklusstörungen siehe Menstruation, unregelmäßige